U0284303

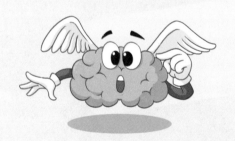

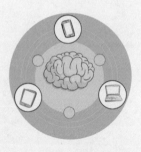

·季加孚· ·张 宁· 肿瘤科普百科丛书

总主编 执行总主编

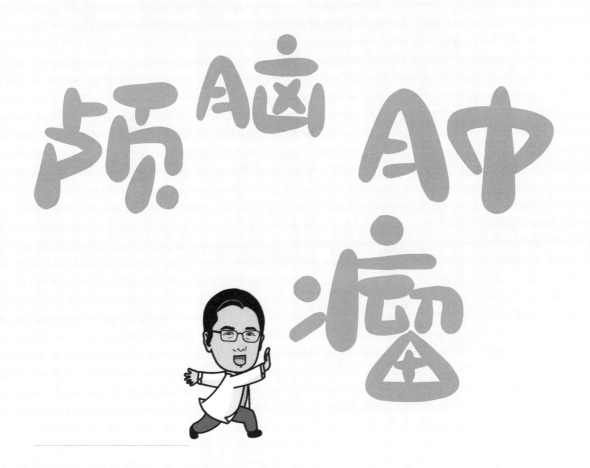

颅脑肿瘤

主 编 江 涛

副主编 曹 勇 张 伟

人民卫生出版社

·北 京·

编　者（按姓氏笔画排序）

王　洋　南部战区总医院

王　翔　四川大学华西医院

王　裕　中国医学科学院北京协和医院

王永志　首都医科大学附属北京天坛医院

王洪军　哈尔滨医科大学附属第二医院

王慧博　江苏省人民医院

付伟伦　首都医科大学附属北京天坛医院

白红民　南部战区总医院

江　涛　首都医科大学附属北京天坛医院

花　玮　复旦大学附属华山医院

李守巍　北京三博脑科医院

李冠璋　北京市神经外科研究所

杨瑞鑫　南部战区总医院

何蕲恒　首都医科大学附属北京天坛医院

张　伟　首都医科大学附属北京天坛医院

张　弩　中山大学附属第一医院

张钧泽　首都医科大学附属北京天坛医院

陈宝师　首都医科大学附属北京天坛医院

林庆堂　首都医科大学宣武医院

姚书敬　南部战区总医院

徐立新　首都医科大学宣武医院

曹　勇　首都医科大学附属北京天坛医院

颜　伟　江苏省人民医院

秘　书　付伟伦　首都医科大学附属北京天坛医院

《肿瘤科普百科丛书》编写委员会

总 主 编　季加孚

执行总主编　张 宁

编　　委（按姓氏笔画排序）

王建六　北京大学人民医院

邢宝才　北京大学肿瘤医院

朱 军　北京大学肿瘤医院

江 涛　首都医科大学附属北京天坛医院

李学松　北京大学第一医院

杨 跃　北京大学肿瘤医院

步召德　北京大学肿瘤医院

吴 楠　北京大学肿瘤医院

张 宁　首都医科大学附属北京安贞医院

张 彬　北京大学肿瘤医院

张晓辉　北京大学人民医院

林天歆　中山大学孙逸仙纪念医院

欧阳涛　北京大学肿瘤医院

季加孚　北京大学肿瘤医院

郑 虹　北京大学肿瘤医院

郝纯毅　北京大学肿瘤医院

徐万海　哈尔滨医科大学附属第四医院

高雨农　北京大学肿瘤医院

曹 勇　首都医科大学附属北京天坛医院

樊征夫　北京大学肿瘤医院

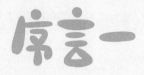

序言一

　　大脑是人体的司令部，人的所有活动，包括自主活动，还有呼吸、心跳等被动活动都是大脑支配的。人脑重量约 1 400g，只占人体全身重量的 2% 左右，但是心脏泵出的血液，20% 都用于供应脑血管、脑营养。大脑结构错综复杂，神经运作极其缜密，哪怕是细微的损伤，都可能引起严重或致命的后果。

　　近年来，颅脑肿瘤的发病率逐年升高，给社会和家庭造成了沉重的负担。但患颅脑肿瘤就相当于被判了死刑吗？还有治疗的希望吗？后遗症一定很严重吗？……这些提问，每个神经外科大夫每天都要听到数十次。我常在想，作为一名神经外科大夫，我们不仅要为住院及门诊患者解决问题，也要服务于大众。由此我们萌生了进行颅脑肿瘤科普的念头。这个念头一经提出，便受到了科内大夫的一致同意和积极响应。数十位神经外科专业大夫倾注心血，汇集整理患者普遍关注的问题，用通俗易懂的话语进行解答，历经数百个日日夜夜，终于迎来了本书的开花结果。

　　本书切实专注患者最关心的问题，从疾病起源、表现、治疗、预后、花费等各个方面系统全面地进行科普，致力于揭开颅脑肿瘤的神秘面纱。大家反复修改推敲，字斟句酌，努力做到通俗易懂而不失专业。知识应当属于全人类，我们真诚地希望本书可以让更多的患者受益。

赵继宗

中国科学院院士

2022 年 4 月

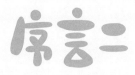

序言二

在很多人眼里，肿瘤等同于死亡。人类与肿瘤的抗争历史已久，取得了很多阶段性的胜利成果，攻克了不少难题，但目前非医学专业的人对于肿瘤的认知仍然比较模糊，尤其是对于本书所聚焦的"颅脑肿瘤"更为陌生。颅脑肿瘤是肿瘤学中非常特别的一类，人脑的构造错综复杂，有些良性肿瘤，即使不具有侵袭性，仍然可能会压迫到重要的神经和组织，造成不可逆的残疾，严重影响患者的生活质量。在遇到了很多盲目乐观而延误治疗的患者，或过早放弃治疗的患者，或太过焦虑而严重影响生活的患者之后，我们越来越意识到大众科普的重要性。本书在经历了反复推敲修改、精益求精之后，终于与读者见面了。

本书聚焦于颅脑肿瘤方向，涉及肿瘤的发生"前兆"、特点、治疗、预后等方面，以图文并茂的形式进行科普，力求做到科学实用且通俗易懂，内容准确丰富且重点突出，希望读者们能从中有所获益，也欢迎同道们共同探讨。

科普，我们一直在路上。

林东昕

中国工程院院士

2022 年 4 月

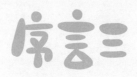

序言三

　　健康是促进人全面发展的必然要求，是经济社会发展的基础条件，是民族昌盛和国家富强的重要标志。人们常把健康比作 1，事业、家庭、名誉、财富等就是 1 后面的 0，人生圆满全系于 1 的稳固。目前我国卫生健康事业长足发展，居民主要健康指标总体优于其他中高收入国家平均水平，健康中国占据着优先发展的战略地位。但随着工业化、城镇化、人口老龄化进程加快，中国居民生产生活方式和疾病谱不断发生变化。心脑血管疾病、癌症、慢性呼吸系统疾病、糖尿病等慢性非传染性疾病导致的死亡人数占总死亡人数的 88%，这些疾病负担占疾病总负担的 70% 以上。了解防控和初步处理这些疾病的知识，毋庸置疑，会降低这些疾病的发生率和死亡率，会降低由这些疾病导致的巨大负担。

　　我国人口众多，人均受教育水平较低，公众的健康素养存在很大的城乡差别、地区差别、职业差别，因此公众整体的健康素养水平较低。居民健康知识知晓率低，吸烟、过量饮酒、缺乏锻炼、不合理膳食等不健康生活方式比较普遍，由此引起的疾病问题日益突出。《"健康中国 2030"规划纲要》中指出，需要坚持预防为主，深入开展爱国卫生运动，倡导健康文明生活方式，预防控制重大疾病。这是健康中国战略的重要一环，需要将医学知识、健康知识用公众易于理解、接受和参与的方式进行普及。这种普及必须运用社会化、群众化和经常化的科普方式，充分利用现代社会的多种信息传播媒体，不失时机地广泛渗透到各种社会活动之中，才能更有效地助力健康中国战略。

　　据统计，中国每天有 1 万人确诊癌症，癌症是影响人民身体健康的重要杀手之一。在众多活跃于肿瘤临床一线、热衷于为人民健康付出的专家们的支持和努力下，通过多次研讨，我们撰写了这套《肿瘤科普百科丛书》，它涵盖了我国最常见的肿瘤。我们在吸取类似科普读物优点的基础上，不单纯以疾病分类为纲要介绍，还以患者对不同疾病最关心的问题为中心进行介绍。同时辅以更加通俗的语言和图画，描述一个器官相关的健康、保健知识，不但可以使"白丁"启蒙，还可以使初步了解癌症知识的人提高水平。

最后，在此我衷心感谢每一位主编和编委的支持和努力，感谢每位专家在繁忙的工作之余，仍然为使患者最终获益的共同目标而努力，也希望该丛书能够助力健康中国行动。

季加孚

北京大学肿瘤医院　北京市肿瘤防治研究所

2022 年 4 月

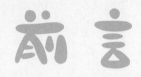

前言

颅脑肿瘤是生长于颅腔内的新生物质，包括脑组织、神经、间质、脑膜等部位起源的肿瘤，或其他脏器组织的恶性肿瘤转移瘤。目前多数颅脑肿瘤的病因及诱因仍不明确，发病率占全身肿瘤的2%左右。累及不同部位的颅脑肿瘤会引起不同的临床症状，疾病进展速度常取决于肿瘤发生部位和肿瘤的恶性程度。不同类型或病理亚型的颅脑肿瘤好发部位及年龄均有所不同，预后也不尽相同。

一些颅脑肿瘤进展缓慢，常没有明显的或典型的临床症状，常规体检也不易发现。目前，颅脑肿瘤的诊断主要依靠以CT和磁共振为主的影像学检查和一些内分泌检测。手术仍然是多数颅脑肿瘤最有效的治疗手段。对于一些良性颅脑肿瘤，通过手术即可治愈；恶性肿瘤在手术的基础上辅助放疗、化疗或者靶向治疗等也能显著延长生存期。对于晚期复发恶性肿瘤、多发脑转移瘤及一些特殊类型的颅脑肿瘤，则不主张积极手术治疗。

开颅手术难度大，手术方式多样，手术切口的大小不是判断手术大小的依据。目前，在术中导航、术中磁共振、术中脑功能检测等技术的辅助下，开颅手术的安全性和可操作性大幅提升，同时也能在尽量切除肿瘤的基础上最大限度保护大脑功能。

然而，颅脑肿瘤手术总体造成的创伤仍然较大，术后恢复及康复时间较长，术后可能会出现失语、癫痫以及某些精神症状。恶性颅脑肿瘤术后需要进行放疗和/或化疗。这些因素均为术后及出院后护理和康复带来了诸多困难。随着康复治疗技术的发展，目前医生可根据患者状况，设计个体化康复治疗方案，在患者术前及术后采取适当的康复治疗措施，提高开颅手术患者的生活质量。

本书面向颅脑肿瘤患者及家属，汇编了临床上患者及家属最关心的问题，通过问答的形式，清晰地解释了颅脑肿瘤的相关信息，包括颅脑肿瘤的常识、筛查、诊断、治疗原则、手术前后及出院注意事项等。本书语言力求通俗易懂，希望对颅脑肿瘤患者及家属起到一定的帮助作用。

江　涛

首都医科大学附属北京天坛医院

2022 年 4 月

目 录

一、概述 1

（一）颅脑肿瘤常见常识性问题 1

1. 什么是颅脑肿瘤 1

2. 颅脑肿瘤有哪些类型 1

3. 颅脑肿瘤是否就是脑癌 1

4. 颅内动脉瘤是颅脑肿瘤吗 2

5. 颅脑肿瘤的常见症状 2

6. 颅脑肿瘤累及部位与症状的关系 3

7. 颅脑肿瘤的好发年龄 4

8. 颅脑肿瘤的病因 4

9. 长期使用电子产品是否会诱发颅脑肿瘤 4

10. 头部外伤会引起颅脑肿瘤吗 5

11. 中风与颅脑肿瘤的关系 5

12. 什么是脑疝 5

13. 常规体检时是否需要进行颅脑肿瘤筛查 6

14. 颅脑肿瘤是否会遗传 6

15. 颅脑肿瘤是否会转移 7

16. 颅脑肿瘤是否会复发 7

（二）颅脑肿瘤诊断过程中常见问题 7

1. 颅脑肿瘤就诊什么科室，有何注意事项 7

2. 磁共振有辐射吗，做磁共振有哪些注意事项 7

3. 什么是增强磁共振 9

4. 什么是功能磁共振成像 9

5. 什么是脑磁图 9

6. 什么是波谱分析 9

7. 是否需要向患者隐瞒颅脑肿瘤病情 10

（三）颅脑肿瘤治疗过程中常见问题 10

1. 颅脑肿瘤怎么治疗 10

2. 颅脑肿瘤的治疗国内外有无差异 10

3. 颅脑肿瘤是否越早治疗越好 11

4. 颅脑肿瘤吃中药效果好不好 ……………………………………………… 11

5. 月经期能否进行开颅手术 ……………………………………………… 11

6. 发热期间能否进行开颅手术 ……………………………………………… 11

7. 开颅手术是否都要剃光头 ……………………………………………… 11

8. 开颅术前为何要禁食禁水 ……………………………………………… 11

9. 开颅术前如何缓解焦虑 ……………………………………………… 12

10. 开颅手术是否都要输血，互助献血是什么 ……………………………… 12

11. 什么是立体定向活检 ……………………………………………… 12

12. 什么是术中导航 ……………………………………………… 12

13. 什么是术中磁共振 ……………………………………………… 13

14. 什么是人工硬脑膜 ……………………………………………… 13

15. 什么是术中快速冰冻切片 ……………………………………………… 13

16. 什么是神经分子病理，为什么要做神经分子病理 …………………… 13

17. 什么是功能监测下开颅手术 ……………………………………………… 13

18. 什么是电场治疗，在颅脑肿瘤中疗效如何 ……………………………… 14

19. 什么是免疫治疗，颅脑肿瘤可以选择哪些免疫治疗 …………………… 14

20. 临床试验靠不靠谱，是不是把患者当"小白鼠" ……………………… 14

21. 颅内肿瘤很小，为什么手术切口却很大 ……………………………… 15

22. 为什么肿瘤切除术后还需要复查头颅 CT ……………………………… 15

23. 颅脑肿瘤术后应选择何种卧位 ……………………………………………… 16

24. 开颅术后为什么会发热，发热为什么要做腰穿 ……………………… 16

（四）颅脑肿瘤术后常见问题 ……………………………………………… 16

1. 开颅术后为什么会发生脑水肿 ……………………………………… 16

2. 开颅术后为什么会发生皮下积液 ……………………………………… 16

3. 如果颅脑肿瘤术后患者带引流管需注意什么，何时可以拔除 ………… 17

4. 开颅术后多久可以拔除导尿管 ……………………………………… 17

5. 颅脑肿瘤患者术后吞咽困难应如何处理 ……………………………… 17

6. 开颅术后患者发生便秘应如何应对 ……………………………………… 17

7. 开颅术后多久可以洗头 ……………………………………………… 17

8. 开颅术后多久可以洗澡 ……………………………………………… 18

9. 开颅术后一般多久颅骨能愈合 ……………………………………… 18

10. 开颅术后能否坐飞机 ……………………………………………… 18

11. 开颅术后能否驾驶机动车或进行高危作业 …………………………… 18

12. 开颅术后能否正常工作 ……………………………………………… 18

13. 开颅手术是否影响生育功能 ……………………………………………… 19

（五）颅脑肿瘤患者出院后常见问题 ……………………………………… 19

1. 开颅术后颅骨缺损的患者日常生活有哪些注意事项 …………………… 19

2. 开颅术后颅内的钛钉或钛片是否影响磁共振检查 …………………… 19

3. 颅脑肿瘤患者术后饮食有无注意事项 20

4. 颅脑肿瘤患者在家发生癫痫应如何处理 20

5. 开颅术后偏瘫的患者如何进行锻炼 21

6. 失语有哪些类型，哪种失语容易恢复 21

7. 开颅术后失语的患者如何进行锻炼 22

8. 长期卧床的颅脑肿瘤患者如何避免褥疮 23

9. 如何帮助长期卧床的颅脑肿瘤患者进行床上翻身 23

10. 颅脑肿瘤患者术后眼睑闭合不全应如何处理 24

11. 颅脑肿瘤患者术后出现精神症状应如何处理 24

二、神经上皮肿瘤 25

（一）胶质瘤：星形细胞瘤、少突胶质细胞瘤、特殊类型星形胶质瘤 25

1. 什么是胶质瘤 25

2. 胶质瘤的病因是什么 25

3. 胶质瘤遗传吗 26

4. 胶质瘤与使用手机、电脑有关系吗 26

5. 胶质瘤是一种罕见疾病吗 26

6. 胶质瘤好发于老年人吗 26

7. 男性更容易得胶质瘤吗 26

8. 胶质瘤一般出现在什么部位 27

9. 胶质瘤有什么症状 27

10. 累及额叶的胶质瘤可能出现什么症状 28

11. 累及颞叶的胶质瘤可能出现什么症状 28

12. 累及顶叶的胶质瘤可能出现什么症状 28

13. 累及枕叶的胶质瘤可能出现什么症状 28

14. 患者手脚均出现不能自主控制的缓慢运动，这和胶质瘤有关系吗 28

15. 胶质瘤累及丘脑可能出现哪些表现 29

16. 胶质瘤累及小脑可能出现哪些表现 29

17. 胶质瘤患者为什么会出现癫痫症状 29

18. 常见的癫痫发作症状是怎样的 29

19. 癫痫发作如何处理 30

20. 有癫痫症状的胶质瘤患者可以乘坐飞机吗 30

21. 怀疑得了胶质瘤，应该做哪些检查 30

22. 胶质瘤可以通过拍片来判断恶性还是良性吗 31

23. 胶质瘤患者经常行 1p/19q 检查，这有什么意义 31

24. MGMT 检查的是什么，有什么意义 32

25. 检测 IDH 突变有什么意义 32

26. 检查 TERT 启动子突变有什么意义 32

27. 检查 EGFR 扩增的意义是什么 32

28. 检查 Ki-67 对于评价胶质瘤有什么意义 33

29. 胶质瘤是恶性肿瘤还是良性肿瘤 33

30. 胶质瘤该如何治疗 33

31. 胶质瘤手术可以选择"微创手术"吗 33

32. 胶质瘤体积较大能否手术 34

33. 儿童患胶质瘤能否手术治疗 34

34. 女性胶质瘤患者经期可以手术吗 35

35. 胶质瘤手术前要剃光头发吗 35

36. 胶质瘤手术需要多久 35

37. 人工硬脑膜是什么东西 35

38. 胶质瘤能做几次手术 36

39. 功能区胶质瘤手术风险有多大 36

40. 胶质瘤的治疗国内外有无差异 36

41. 胶质瘤能否全切 36

42. 胶质瘤患者的病情是不是应该向患者本人隐瞒 37

43. 什么是星形细胞瘤 37

44. 什么是少突细胞瘤 37

45. 间变性胶质瘤是什么意思 37

46. 什么是胶质母细胞瘤 38

47. 如何判断胶质瘤属于哪种类型 38

48. 什么是原发性胶质母细胞瘤 38

49. 什么是继发性胶质母细胞瘤 38

50. 为什么手术后头非常痛 39

51. 手术后还需要做些什么 39

52. 胶质瘤手术切口裂开是什么原因 39

53. 有些脑胶质瘤手术后昏迷是什么原因 39

54. 胶质瘤所致癫痫是否可能通过手术达到完全控制 39

55. 胶质瘤患者术后脑水肿一般如何治疗 40

56. 胶质瘤术后使用丙戊酸钠副作用较大，能否停药 40

57. 胶质瘤患者术后发热是什么原因 41

58. 胶质瘤术后多长时间复查一次磁共振合适 41

59. 为什么有的胶质瘤患者术后可能会出现精神症状 41

60. 胶质瘤术后患者为什么要做腰穿 41

61. 为什么有的胶质瘤患者术后需要腰椎置管引流 41

62. 胶质瘤患者术后当天晚上为什么需要查头颅 CT 42

63. 语言区胶质瘤手术前后为什么要进行语言测试 42

64. 胶质瘤术后常用的抗癫痫药物有哪些 42

65. 为什么有的胶质瘤患者手术后发热、头痛、脖子硬、颈背部疼痛 42

66. 胶质瘤患者治疗出院后在日常生活中还应注意哪些问题 ⋯⋯⋯⋯ 42

67. 胶质瘤患者术后能不能驾驶机动车 ⋯⋯⋯⋯⋯⋯⋯⋯⋯⋯⋯⋯ 43

68. 胶质瘤术后，使用钛钉、钛连接片影响磁共振检查吗 ⋯⋯⋯⋯ 43

69. 胶质瘤术后头痛症状无明显缓解的原因有哪些 ⋯⋯⋯⋯⋯⋯⋯ 43

70. 胶质瘤术后头皮下积液的原因 ⋯⋯⋯⋯⋯⋯⋯⋯⋯⋯⋯⋯⋯⋯ 43

71. 如何预防胶质瘤术后头皮下积液及出现积液后怎么办 ⋯⋯⋯⋯ 43

72. 胶质瘤拆线后发生手术切口裂开怎么办 ⋯⋯⋯⋯⋯⋯⋯⋯⋯⋯ 44

73. 胶质瘤切除后颅内压高时需要去除颅骨吗 ⋯⋯⋯⋯⋯⋯⋯⋯⋯ 44

74. 胶质瘤患者术后能乘坐飞机吗 ⋯⋯⋯⋯⋯⋯⋯⋯⋯⋯⋯⋯⋯⋯ 44

75. 胶质瘤术后抗癫痫药物何时可以减量和停药 ⋯⋯⋯⋯⋯⋯⋯⋯ 44

76. 胶质瘤会复发吗 ⋯⋯⋯⋯⋯⋯⋯⋯⋯⋯⋯⋯⋯⋯⋯⋯⋯⋯⋯⋯ 44

77. 胶质瘤术后复发怎么办 ⋯⋯⋯⋯⋯⋯⋯⋯⋯⋯⋯⋯⋯⋯⋯⋯⋯ 45

78. 胶质瘤会转移吗 ⋯⋯⋯⋯⋯⋯⋯⋯⋯⋯⋯⋯⋯⋯⋯⋯⋯⋯⋯⋯ 45

79. 加强胶质瘤患者的营养会不会导致肿瘤生长速度加快 ⋯⋯⋯⋯ 45

80. 术后放化疗是否会促进肿瘤复发，甚至使肿瘤恶性程度变得更高 ⋯⋯⋯⋯ 46

81. 胶质瘤患者能够怀孕吗 ⋯⋯⋯⋯⋯⋯⋯⋯⋯⋯⋯⋯⋯⋯⋯⋯⋯ 46

（二）室管膜瘤 ⋯⋯⋯⋯⋯⋯⋯⋯⋯⋯⋯⋯⋯⋯⋯⋯⋯⋯⋯⋯⋯⋯⋯ 46

1. 什么是室管膜瘤 ⋯⋯⋯⋯⋯⋯⋯⋯⋯⋯⋯⋯⋯⋯⋯⋯⋯⋯⋯⋯ 46

2. 室管膜瘤是良性肿瘤吗 ⋯⋯⋯⋯⋯⋯⋯⋯⋯⋯⋯⋯⋯⋯⋯⋯⋯ 47

3. 室管膜瘤有什么表现 ⋯⋯⋯⋯⋯⋯⋯⋯⋯⋯⋯⋯⋯⋯⋯⋯⋯⋯ 47

4. 室管膜瘤一般发生在什么部位 ⋯⋯⋯⋯⋯⋯⋯⋯⋯⋯⋯⋯⋯⋯ 47

5. 室管膜瘤会遗传吗 ⋯⋯⋯⋯⋯⋯⋯⋯⋯⋯⋯⋯⋯⋯⋯⋯⋯⋯⋯ 48

6. 得了室管膜瘤可以做手术治疗吗 ⋯⋯⋯⋯⋯⋯⋯⋯⋯⋯⋯⋯⋯ 48

7. 室管膜瘤患者除了拍片子，还需要做什么检查吗 ⋯⋯⋯⋯⋯⋯ 48

8. 什么是室管膜瘤的"脱落转移" ⋯⋯⋯⋯⋯⋯⋯⋯⋯⋯⋯⋯⋯ 49

9. 室管膜瘤经手术切除后还会复发吗 ⋯⋯⋯⋯⋯⋯⋯⋯⋯⋯⋯⋯ 49

（三）脉络丛肿瘤 ⋯⋯⋯⋯⋯⋯⋯⋯⋯⋯⋯⋯⋯⋯⋯⋯⋯⋯⋯⋯⋯⋯ 49

1. 什么是脉络丛肿瘤 ⋯⋯⋯⋯⋯⋯⋯⋯⋯⋯⋯⋯⋯⋯⋯⋯⋯⋯⋯ 49

2. 脉络丛肿瘤是良性肿瘤吗 ⋯⋯⋯⋯⋯⋯⋯⋯⋯⋯⋯⋯⋯⋯⋯⋯ 49

3. 脉络丛肿瘤有什么表现 ⋯⋯⋯⋯⋯⋯⋯⋯⋯⋯⋯⋯⋯⋯⋯⋯⋯ 50

4. 怀疑得了脉络丛肿瘤，该做哪些检查 ⋯⋯⋯⋯⋯⋯⋯⋯⋯⋯⋯ 50

5. 手术能治好脉络丛肿瘤吗 ⋯⋯⋯⋯⋯⋯⋯⋯⋯⋯⋯⋯⋯⋯⋯⋯ 50

6. 只吃药能治好脉络丛肿瘤吗 ⋯⋯⋯⋯⋯⋯⋯⋯⋯⋯⋯⋯⋯⋯⋯ 50

7. 脉络丛肿瘤切除后，还会复发吗 ⋯⋯⋯⋯⋯⋯⋯⋯⋯⋯⋯⋯⋯ 50

三、脑膜瘤 ⋯⋯⋯⋯⋯⋯⋯⋯⋯⋯⋯⋯⋯⋯⋯⋯⋯⋯⋯⋯⋯⋯⋯⋯⋯⋯ 51

（一）脑膜瘤的基础 ⋯⋯⋯⋯⋯⋯⋯⋯⋯⋯⋯⋯⋯⋯⋯⋯⋯⋯⋯⋯⋯ 51

1. 什么是脑膜瘤 51

2. 脑膜瘤好发于颅内哪些位置 51

3. 脑膜瘤是良性还是恶性肿瘤 52

4. 脑膜瘤的 WHO 分级 52

5. 脑膜瘤的发病机制是什么 52

6. 脑膜瘤是怎么危害大脑的 53

（二）脑膜瘤的临床表现 53

1. 脑膜瘤常见的临床表现有哪些 53

2. 脑膜瘤的病程有多长 54

3. 视力下降和嗅觉丧失是否应该怀疑有脑膜瘤存在 54

4. 脑膜瘤的哪些症状容易被忽视 54

5. 脑膜瘤患者怎么控制恶心及呕吐 54

6. 脑膜瘤能恢复好吗 54

7. 脑膜瘤应该做哪些相关的检查 54

8. 脑膜瘤如何诊断 55

9. 脑膜瘤应该与哪些疾病鉴别 55

10. 脑膜瘤会侵犯颅骨吗 56

11. 脑膜瘤会不会转移 56

12. 脑膜瘤为什么会存在瘤周水肿的现象 56

13. 脑膜瘤的分级及治疗原则 56

14. 儿童脑膜瘤和成人脑膜瘤的区别 57

（三）脑膜瘤的类型 57

1. 什么是凸面脑膜瘤 57

2. 什么是钙化性脑膜瘤 57

3. 什么是鞍区脑膜瘤 58

4. 什么是儿童脑膜瘤 58

5. 什么是囊性脑膜瘤 58

6. 什么是颅后窝脑膜瘤 58

7. 什么是矢状窦旁和大脑镰旁脑膜瘤 59

8. 什么是蝶骨嵴脑膜瘤 59

9. 什么是嗅沟和前颅窝底脑膜瘤 59

10. 什么是颅中窝脑膜瘤和鞍旁脑膜瘤 59

11. 什么是非典型脑膜瘤 59

（四）脑膜瘤的治疗 59

1. 脑膜瘤的治疗历史 59

2. 脑膜瘤治疗方式有哪些 60

3. 脑膜瘤中医治疗有效吗 60

4. 脑膜瘤患者可以进行伽马刀治疗吗 60

5. 伽马刀治疗脑膜瘤为什么会得到认可 61

6. 什么情况的脑膜瘤适合伽马刀治疗 61

7. 脑膜瘤综合治疗是什么 62

（五）脑膜瘤的手术 62

1. 脑膜瘤术前注意事项 62

2. 脑膜瘤手术该如何进行 63

3. 脑膜瘤的手术治疗原则 63

4. 脑膜瘤可以通过微创手术治疗吗 64

5. 脑膜瘤手术切除风险大吗 64

6. 脑膜瘤能切除干净吗 64

7. 为什么颅后窝脑膜瘤要行术中神经电生理监测 64

8. 脑膜瘤术中去除颅骨及术后修补问题 65

（六）脑膜瘤术后处理 65

1. 脑膜瘤预后如何 65

2. 脑膜瘤切除不干净术后少许残留怎么办 66

3. 脑膜瘤术后需要放化疗吗 66

4. 脑膜瘤术后肢体偏瘫及失语怎么办 66

5. 脑膜瘤术后饮食禁忌 66

6. 脑膜瘤术后应该注意哪些问题 66

7. 脑膜瘤术后头痛的原因以及可以吃什么药物控制 67

8. 脑膜瘤术后得了癫痫怎么办 67

9. 脑膜瘤术后癫痫发作，服用抗癫痫药物注意事项 67

10. 脑膜瘤患者出院后注意事项 68

11. 脑膜瘤切除术后复发的原因 68

12. 脑膜瘤复发后的治疗 68

13. 脑膜瘤术中去除颅骨，术后什么时间进行颅骨修补比较好 69

14. 脑膜瘤术后的并发症可能会有哪些 69

（七）患者家属关心的问题 70

1. 什么人更容易患脑膜瘤 70

2. 脑膜瘤如何预防 70

3. 家人被确诊了脑膜瘤该怎么办 70

4. 脑膜瘤大概治疗费用多少 70

5. 怎么照顾脑膜瘤患者 71

6. 脑膜瘤会遗传给孩子吗 71

四、垂体瘤 72

1. 什么是垂体 72

2. 为什么会有"小腺体，大问题" ……………………………… 72

3. 垂体瘤的病因是什么 ……………………………………… 73

4. 哪些症状提示可能患有垂体瘤 …………………………… 73

5. 该做哪些辅助检查来确诊垂体瘤呢 ……………………… 74

6. 垂体瘤的治疗方法有哪些 ………………………………… 75

7. 如何判断垂体瘤被治愈了 ………………………………… 75

8. 手术治疗垂体瘤的目的、适应证及术式有哪些 ………… 76

9. 目前采用最多的手术方式是哪种，它有哪些优势和风险 …… 76

10. 经鼻内镜垂体瘤术后需要注意哪些事项 ………………… 77

11. "特殊"的泌乳素型垂体瘤的药物治疗有哪些 ………… 78

12. 泌乳素型垂体瘤患者在围产期该如何治疗 ……………… 79

13. 泌乳素型垂体瘤致不孕不育该如何治疗 ………………… 79

14. 如何诊断垂体瘤是否复发 ………………………………… 80

15. 复发垂体瘤的治疗方式有哪些 …………………………… 81

16. 难治性垂体瘤和垂体癌患者的诊治方式有哪些 ………… 81

五、前庭神经鞘瘤 …………………………………………… 84

1. 什么是前庭神经鞘瘤 ……………………………………… 84

2. 前庭神经鞘瘤有什么症状 ………………………………… 85

3. 前庭神经鞘瘤的症状有什么特点 ………………………… 85

4. 前庭神经鞘瘤如何分期 …………………………………… 86

5. 前庭神经鞘瘤如何诊断 …………………………………… 86

6. 前庭神经鞘瘤如何治疗 …………………………………… 87

7. 前庭神经鞘瘤术后为什么会出现面瘫，面瘫可以恢复吗 …… 87

8. 前庭神经鞘瘤术后听力有可能保留吗 …………………… 88

9. 前庭神经鞘瘤的立体定向放射治疗效果如何 …………… 88

10. 前庭神经鞘瘤的预后如何 ……………………………… 89

六、颅咽管瘤 …………………………………………………… 90

1. 什么是颅咽管瘤 …………………………………………… 90

2. 颅咽管瘤的病因是什么 …………………………………… 90

3. 颅咽管瘤常见吗 …………………………………………… 91

4. 颅咽管瘤会有什么症状 …………………………………… 91

5. 颅咽管瘤的分型 …………………………………………… 91

6. 颅咽管瘤做哪些检查 ……………………………………… 92

7. 颅咽管瘤是什么样子的 …………………………………… 92

8. 颅咽管瘤是恶性肿瘤吗 …………………………………… 92

9. 颅咽管瘤术后需要进行放化疗吗 ………………………… 92

10. 颅咽管瘤治疗的预后如何 92

七、松果体区肿瘤 94

（一）松果体区肿瘤概述 94

1. 松果体和松果体区是同一个意思吗 94
2. 常见的松果体区肿瘤有哪些 94
3. 松果体区肿瘤处理困难吗 94
4. 如何发现松果体区肿瘤 95
5. 松果体区肿瘤的治疗策略是什么 95
6. 如何评价神经内镜下第三脑室底造瘘术在松果体区肿瘤中的作用 ...96
7. 如何评价松果体区肿瘤活检术在松果体区肿瘤中的应用 ...96
8. 如何评价肿瘤标志物检测在松果体区肿瘤中的意义 96

（二）生殖细胞源性肿瘤 97

1. 生殖细胞肿瘤怎么会生长在脑内 97
2. 中枢神经系统生殖细胞肿瘤分为哪些类型，各自的预后情况如何 ...97
3. 与颅内生殖细胞肿瘤预后相关的因素有哪些 98
4. 颅内生殖细胞肿瘤的诊断流程是怎样的 98
5. 血清和脑脊液中的甲胎蛋白和 β- 人绒毛膜促性腺激素在生殖细胞
    肿瘤中的评价意义 99
6. 颅内生殖细胞肿瘤的治疗方式是什么 99
7. 什么是诊断性放疗或化疗，在松果体区肿瘤的诊疗过程中如何选择 ...99
8. 手术治疗在松果体区生殖细胞肿瘤治疗中的价值 100
9. 生殖细胞瘤需要进行化疗吗 100
10. 非生殖细胞瘤性生殖细胞肿瘤的综合治疗如何进行 101

（三）松果体（母）细胞瘤 101

1. 松果体细胞瘤与松果体母细胞瘤是同一种类型肿瘤的不同级别吗 ...101
2. 松果体母细胞瘤的病因是什么 101
3. 松果体细胞瘤或松果体母细胞瘤的治疗方式是什么 102
4. 松果体母细胞瘤的预后如何 102

（四）松果体囊肿 102

1. 松果体囊肿很常见吗 102
2. 松果体囊肿会导致头痛吗 102
3. 松果体囊肿需要手术吗 103
4. 无手术指征的松果体囊肿需要长期观察随访吗 103

八、表皮样囊肿和皮样囊肿 104

1. 什么是颅内表皮样囊肿和皮样囊肿 104
2. 为什么会发生颅内表皮样囊肿和皮样囊肿 104
3. 如果得了颅内表皮样囊肿和皮样囊肿会有哪些表现 104
4. 颅内表皮样囊肿和皮样囊肿应做哪些检查 105
5. 颅内表皮样囊肿和皮样囊肿应该怎么治 105
6. 颅内表皮样囊肿和皮样囊肿是恶性肿瘤吗，预后怎么样 105

九、儿童颅脑肿瘤 107

（一）髓母细胞瘤 107

1. 什么是髓母细胞瘤 107
2. 为什么会长髓母细胞瘤 107
3. 哪些人容易患髓母细胞瘤 108
4. 如何知道孩子有没有患髓母细胞瘤 108
5. 一旦查出孩子得了髓母细胞瘤，是不是代表已经是晚期了 109
6. 如果孩子得了髓母细胞瘤，该如何治疗 109
7. 初诊儿童髓母细胞瘤的治疗方式有哪些 110
8. 髓母细胞瘤手术治疗有没有风险或后遗症，出现后怎么办 111
9. 小孩能不能做放疗，对以后有没有什么影响 111
10. 髓母细胞瘤是否需要基因检测 112
11. 髓母细胞瘤复发后，该怎么治疗 113
12. 髓母细胞瘤患儿在医院治疗结束，出院回家后应注意什么 113
13. 髓母细胞可以预防吗 114

（二）儿童颅咽管瘤 114

1. 什么是儿童颅咽管瘤 114
2. 儿童颅咽管瘤是与生俱来的肿瘤吗 115
3. 哪些儿童容易得颅咽管瘤 115
4. 颅咽管瘤是癌症吗 115
5. 孩子得了颅咽管瘤会有什么表现 116
6. 诊断儿童颅咽管瘤需要做哪些检查 116
7. 儿童颅咽管瘤的手术风险大不大 117
8. 儿童颅咽管瘤手术后有什么并发症 117
9. 儿童颅咽管瘤放射治疗有用吗 119
10. 儿童颅咽管瘤不想手术的话，可不可以用药物治疗 119
11. 做完手术会有哪些后遗症，还会复发吗 119
12. 治疗完成出院后，回家后需要注意什么 120

（三）儿童生殖细胞肿瘤 120

1. 什么是颅内生殖细胞肿瘤，和精子、卵子有关系吗 120

2. 儿童患生殖细胞肿瘤会影响发育吗 121

3. 为什么会长生殖细胞肿瘤 121

4. 怎样才能提早发现生殖细胞肿瘤 121

5. 怀疑有生殖细胞肿瘤，拍片子（影像学检查）能看出来吗 122

6. 抽血能检查出生殖细胞肿瘤吗 124

7. 生殖细胞肿瘤有什么治疗方法 124

8. 得了生殖细胞肿瘤，用药能把它消掉吗 125

9. 生殖细胞瘤放疗、化疗有什么副作用 126

10. 为何切肿瘤前还要做脑室外引流／脑室腹腔分流／三脑室造瘘 126

11. 经过治疗，生殖细胞肿瘤患者出院后需要注意些什么问题 127

12. 生殖细胞肿瘤会传染给其他小孩吗 127

（四）儿童胶质瘤 128

1. 什么是儿童脑胶质瘤 128

2. 什么原因会导致儿童患脑胶质瘤 128

3. 儿童脑胶质瘤都包括哪些肿瘤 129

4. 怎么发现孩子得了胶质瘤 130

5. 如果怀疑孩子得了胶质瘤应该去做哪些检查 131

6. 儿童常见的毛细胞型星形细胞瘤治疗上有什么原则 131

7. 孩子得了脑胶质瘤一定要手术治疗吗 132

8. 手术后是不是一定要做放化疗，放化疗对小孩生长发育会有影响吗 132

9. 儿童脑胶质瘤会影响小孩的智力发育吗，对小孩的生长发育有什么
影响 133

10. 儿童室管膜瘤有什么特征 134

11. 脑胶质瘤会复发吗，如果复发应该怎么办 134

（五）儿童室管膜瘤 135

1. 什么是室管膜瘤 135

2. 为什么会长室管膜瘤 135

3. 哪些人容易得室管膜瘤 135

4. 如何知道孩子有没有得室管膜瘤 136

5. 一旦查出孩子得了室管膜瘤，是不是代表已经是晚期了 136

6. 如果孩子得了室管膜瘤，该如何治疗 136

7. 室管膜瘤手术治疗有没有风险或后遗症，出现后怎么办 137

8. 小孩能不能做放疗，对以后有没有什么影响 137

9. 室管膜瘤是否需要基因检测 138

10. 室管膜瘤复发后，该怎么治疗 138

11. 室管膜瘤患者在医院治疗结束，出院回家后应注意什么 138

十、老年颅脑肿瘤 139

（一）临床表现 139
1. 什么是老年颅脑肿瘤 139
2. 老年颅脑肿瘤有哪些常见肿瘤类型 139
3. 老年颅脑肿瘤有哪些特殊的临床表现 139

（二）诊断 140
1. 当老年人出现什么症状时，要警惕可能为颅脑肿瘤 140
2. 老年颅脑肿瘤的诊断方法有哪些 141

（三）治疗 142
1. 老年颅脑肿瘤有什么治疗方法 142
2. 什么样的老年颅脑肿瘤可保守治疗 142
3. 什么样的老年颅脑肿瘤应该手术治疗 142
4. 老年颅脑肿瘤的预后如何 142
5. 老年颅脑肿瘤可以中药治疗吗 143
6. 老年颅脑肿瘤术后有什么并发症 143
7. 老年颅脑肿瘤术后要注意什么 144
8. 老年颅脑肿瘤术后如何康复 144

十一、脊柱与椎管内肿瘤 146
1. 什么是脊柱与椎管内肿瘤 146
2. 椎管内肿瘤有哪些种类 146
3. 椎管内肿瘤的常见表现有哪些 147
4. 椎管内肿瘤需要做哪些检查 147
5. 脊柱和椎管内肿瘤怎么治疗 148
6. 椎管内肿瘤患者手术后需要注意什么 148
7. 椎管内肿瘤术后怎么护理 148
8. 为什么有些脊髓髓内肿瘤不能进行全切除 149
9. 影响脊髓髓内肿瘤术后疗效的因素有哪些 149
10. 最常见的椎管内肿瘤是哪种，有哪些特征 150
11. 椎管内神经鞘瘤发病原因是什么 150
12. 椎管内神经鞘瘤有哪些症状 150
13. 椎管内神经鞘瘤的治疗方法和预后怎样 151
14. 椎管内脊膜瘤有哪些发病特点 151
15. 为什么女性多见脊膜瘤 151
16. 脊髓室管膜瘤有哪些发病特征 151
17. 脊髓室管膜瘤的临床表现有哪些 151

18. 脊髓室管膜瘤怎么治 152

19. 脊髓室管膜瘤的预后怎样 152

20. 脊髓星形细胞瘤有哪些发病特征 152

21. 脊髓星形细胞瘤有哪些常见临床表现 152

22. 脊髓星形细胞瘤该怎么治疗 153

23. 哪些脊髓星形细胞瘤患者需要手术治疗 153

24. 脊髓星形细胞瘤的预后怎样 153

25. 脊髓血管性肿瘤有哪些种类 153

26. 哪些脊髓海绵状血管畸形患者需要手术治疗 154

27. 脊髓髓内血管性肿瘤患者预后怎样 154

28. 椎管内先天性肿瘤有哪些种类 154

29. 发现椎管内先天性肿瘤该怎么治疗 155

30. 椎管内先天性肿瘤患者的预后怎样 155

十二、脑转移瘤 156

1. 什么是脑转移瘤 156

2. 脑转移瘤有什么流行病学特点 156

3. 哪些肿瘤容易发生脑转移 156

4. 脑转移瘤的常见转移途径有哪些 156

5. 脑转移瘤容易发生在大脑的什么部位 156

6. 脑转移瘤的主要临床症状有哪些 157

7. 脑转移瘤常需要做哪些检查 157

8. 目前脑转移瘤的常用治疗方法有哪些 157

9. 哪些脑转移瘤患者适合手术治疗 158

10. 哪些脑转移瘤患者适合全脑放疗 158

11. 哪些脑转移瘤患者适合采用立体定向放射外科治疗 158

12. 哪些脑转移瘤患者适合进行靶向治疗和免疫治疗 158

13. 脑转移瘤的预后如何 159

十三、少见颅脑肿瘤 160

（一）血管母细胞瘤 160

1. 血管母细胞瘤是什么 160

2. 什么症状提示得了血管母细胞瘤 160

3. 应该做什么检查诊断血管母细胞瘤 161

4. 血管母细胞瘤能治吗，怎么治 161

5. 血管母细胞瘤会危及生命吗，预后如何 162

（二）中枢神经系统淋巴瘤 162

1. 什么是中枢神经系统淋巴瘤 162

2. 患病后有什么症状 162

3. 中枢神经系统淋巴瘤的病因是什么 163

4. 中枢神经系统淋巴瘤能治吗，怎么治 163

5. 治疗之后，还会好起来吗 164

（三）颅内脂肪瘤 164

1. 什么是颅内脂肪瘤 164

2. 患了颅内脂肪瘤会产生什么症状 164

3. 患了颅内脂肪瘤，应该做哪些检查 165

4. 如果考虑诊断颅内脂肪瘤，应该接受什么治疗，治疗的成功率高吗 165

（四）颈静脉球瘤 166

1. 什么是颈静脉球 166

2. 什么是颈静脉球瘤 166

3. 颈静脉球瘤的症状与危害 167

4. 颈静脉球瘤的进一步检查 167

5. 颈静脉球瘤的治疗及风险 168

6. 颈静脉球瘤的术后注意事项 168

7. 颈静脉球瘤的随访与预后 169

（五）蛛网膜囊肿 169

1. 什么是蛛网膜囊肿 169

2. 蛛网膜囊肿可能导致什么症状 169

3. 需要做什么检查 170

4. 需要接受什么治疗 170

5. 日常生活中需要注意什么 171

（六）脊索瘤 171

1. 什么是脊索瘤 171

2. 什么症状可能是脊索瘤导致的 172

3. 脊索瘤患者将会面对什么治疗 173

4. 治疗一次就高枕无忧了吗 173

（七）三叉神经鞘瘤 174

1. 什么是三叉神经 174

2. 常见三叉神经相关疾病有哪些 175

3. 什么是三叉神经鞘瘤，有哪些表现 175

4. 三叉神经鞘瘤是如何诊断的 176

5. 三叉神经鞘瘤按延伸程度是如何分类的 176

6. 如果被诊断为三叉神经鞘瘤该如何治疗 176

7. 预期治疗效果怎么样 176

（八）中枢神经细胞瘤 177

1. 什么是中枢神经细胞瘤 177

2. 中枢神经细胞瘤有哪些症状 177

3. 诊断中枢神经细胞瘤需要做哪些检查，结果是什么样的 177

4. 中枢神经细胞瘤都有哪些治疗方法，需要手术治疗吗 178

5. 中枢神经细胞瘤患者治疗之后应该注意什么 178

（九）颅内畸胎瘤 179

1. 颅内畸胎瘤是什么样的肿瘤 179

2. 颅内畸胎瘤是良性的还是恶性的 179

3. 颅内畸胎瘤患者一般生存期有多长 179

4. 颅内畸胎瘤有哪些症状 179

5. 诊断颅内畸胎瘤需要做哪些检查 180

6. 颅内畸胎瘤都有哪些治疗方法 181

（十）下丘脑错构瘤 181

1. 什么是下丘脑错构瘤 181

2. 下丘脑错构瘤的病因是什么 181

3. 下丘脑错构瘤有什么临床表现 182

4. 下丘脑错构瘤有什么诊断方法 183

5. 下丘脑错构瘤的治疗方法有什么 183

十四、颅脑肿瘤的基因治疗 185

（一）基因治疗的概念性问题 185

1. 什么是基因治疗 185

2. 基因治疗是否违反伦理 185

3. 基因治疗的方法有什么 185

4. 体外和体内治疗两种方法的优缺点 186

5. 基因治疗的原理是什么 186

6. 什么是载体，为什么需要载体 186

7. 合格的载体有什么条件 186

8. 针对基因的治疗是如何发挥作用的 186

9. 肿瘤是否可以基因治疗 187

10. 基因治疗的载体都有哪些 187

（二）颅脑肿瘤的基因治疗 188

1. 哪种颅脑肿瘤适合基因治疗 188

2. 胶质母细胞瘤的基因治疗是否是目前的主流治疗 188

3. 胶质瘤基因治疗的现状是什么 188

4. 临床试验分期分别指什么 188

5. 基因治疗花费如何 188

6. 胶质瘤是否适合基因治疗 189

7. 如何看待胶质瘤基因治疗 189

8. 胶质瘤基因治疗适合哪些人群 189

9. 胶质瘤基因治疗有哪些手段 189

10. 简述胶质瘤的病毒基因治疗 189

11. 病毒基因治疗有什么优缺点 190

12. 使用病毒基因治疗是否会诱发生化危机 190

13. 简述胶质瘤的干细胞基因治疗 190

14. 干细胞基因治疗有哪些优缺点 190

15. 干细胞基因治疗的前景如何 191

16. 干细胞会不会转化成肿瘤细胞 192

17. 简述胶质瘤纳米技术的基因治疗 192

18. 纳米技术基因治疗有哪些优缺点 192

19. 简单介绍几种纳米基因治疗 192

20. 纳米技术基因治疗前景如何 193

21. 基因治疗会慢慢正式登上胶质瘤治疗的舞台吗 193

一、概述

·········（一）颅脑肿瘤常见常识性问题·········

1. 什么是颅脑肿瘤

广义上的颅脑包括脑组织、神经、脑膜、颅骨等重要组织，还包括特殊的神经组织如脑垂体、松果体等。发生在这些部位的肿瘤，往往被定义为颅脑肿瘤，有时简称为脑肿瘤，或称为中枢神经系统肿瘤。

颅脑肿瘤的发生率约为 1.9~5.4 人/（年·10 万人），占全身各种肿瘤的 1%~3%。

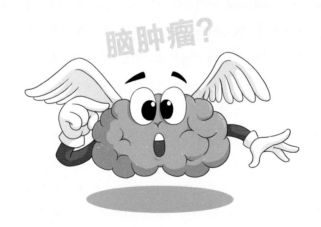

2. 颅脑肿瘤有哪些类型

颅脑肿瘤包括良性和恶性肿瘤，还可分为原发肿瘤和转移性肿瘤。原发颅脑肿瘤包括脑膜瘤、脑胶质瘤、垂体瘤和畸胎瘤等。脑转移瘤一般常见于肺癌、乳腺癌、胃癌、大肠癌和食管癌等颅外脏器肿瘤的颅内转移，多为晚期恶性肿瘤。

3. 颅脑肿瘤是否就是脑癌

脑癌一般指的是颅脑部的恶性肿瘤，包括原发性和转移性的恶性肿瘤，治疗后易复发，肿瘤本身严重威胁患者的生命健康。

4. 颅内动脉瘤是颅脑肿瘤吗

动脉瘤不是肿瘤。动脉瘤是由于某些原因导致的动脉局部突出，类似瘤状，故称为动脉瘤。而肿瘤是不受调控的、无限制繁殖的细胞导致的疾病。

5. 颅脑肿瘤的常见症状

颅脑肿瘤的症状与肿瘤生长部位、生长速度等相关。早期症状与逐渐升高的颅内压力有关系，表现为间断头晕、恶心、呕吐等症状，随着肿瘤的生长，出现其发病部位局灶性症状，比如反应迟钝、精神淡漠、视力视野受损、肢体功能障碍或癫痫发作等。同时，颅脑肿瘤的症状与发病年龄有关，不同年龄段人群有不同的发病特点，其首发症状不尽相同。

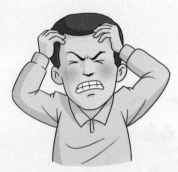

头痛

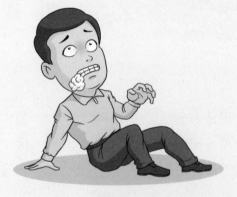

癫痫发作

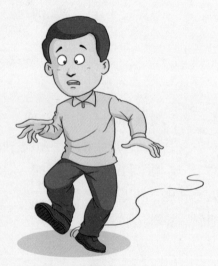

肢体活动障碍

6. 颅脑肿瘤累及部位与症状的关系

累及不同部位的颅脑肿瘤通常具有不同的临床症状。额叶前部颅脑肿瘤通常以头痛或精神症状为首发症状，肢体运动障碍相对少见。额叶后部颅脑肿瘤常以局灶性癫痫为首发症状，肢体运动障碍及锥体束征明显，精神症状少见。左侧额叶后部颅脑肿瘤常伴有运动性失语。肿瘤侵及双侧额叶者精神智力障碍相对突出。非优势半球颞叶肿瘤癫痫症状相对不明显，可有抽搐发作。优势半球颞叶肿瘤多伴有语言障碍。颞叶深部肿瘤可引起对侧同向性偏盲、精神运动性癫痫发作，或者先有嗅觉性癫痫发作或复杂结构形象的幻视。顶叶颅脑肿瘤可能产生全身性抽搐或局限的感觉性癫痫发作，也可发生对侧同向性偏盲、失用症。当肿瘤侵犯优势半球时，可产生失语症、失写症及手指失认症。累及枕叶的颅脑肿瘤可引起视野对侧象限性缺损或偏盲，肿瘤体积较大时也会出现颅内高压的症状。肿瘤累及脑干可引起单侧或双侧部分脑神经麻痹。运动或感觉神经束一旦受损，可引起患者偏瘫、偏身感觉障碍或小脑功能障碍。肿瘤累及小脑时，早期出现颅内压增高，相继出现视力下降、复视。肿瘤累及小脑半球时出现共济失调、水平眼震、头晕、耳鸣等小脑损害症状。小脑蚓部肿瘤可出现水平眼震和躯干性共济失调。

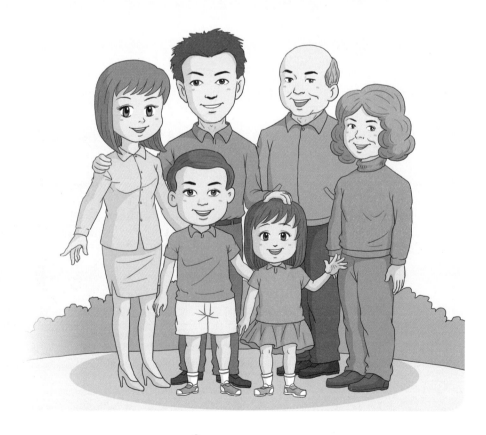

7. 颅脑肿瘤的好发年龄

颅脑肿瘤的类型较多，不同类型的肿瘤好发年龄不同，不能一概而论。

先天性颅脑肿瘤出生即有，一般认为小儿颅脑肿瘤高发年龄为5~8岁，而成人颅脑肿瘤高发年龄为30~50岁。

8. 颅脑肿瘤的病因

颅脑肿瘤的确切病因尚不清楚，目前已知的病因包括如下因素：①遗传因素：人类基因缺陷或变异可以导致颅脑肿瘤的形成。神经性纤维瘤是一种最典型的遗传性神经肿瘤。该病为常染色体显性遗传，约半数患者有家族史。②理化因素：电离辐射和多种化学物质（如蒽类化合物）会诱发颅脑肿瘤。③其他因素：病毒感染、脑部胚胎发育异常等也与颅脑肿瘤的发生有一定的关系。

9. 长期使用电子产品是否会诱发颅脑肿瘤

手机、电脑等电子产品工作时会发出电磁辐射，电磁辐射作用于人体会产生一系列生物效应，激发机体深部细胞，干扰机体自身的生物电

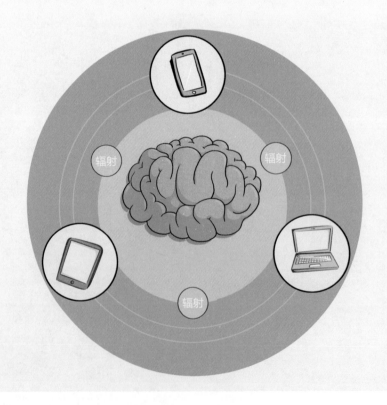

流，引起人体热平衡的失调。当辐射量和辐射时间积累到一定程度时，可能诱发颅脑肿瘤的产生。此外，长时间使用电脑或手机可能导致人体过度疲劳，免疫系统受损。这可能也与颅脑肿瘤的发生有关。部分颅脑肿瘤患者伴有癫痫症状，使用电子屏幕时的屏闪可能诱发光敏性癫痫的发作，从而加重患者病情。总而言之，正常使用手机与电脑相对比较安全，长时间使用可能会增加颅脑肿瘤的发病率。

10. 头部外伤会引起颅脑肿瘤吗

目前没有证据表明头部外伤与颅脑肿瘤具有关联性。头部外伤可能与颅内动脉瘤的发生有一定的关系，但是颅内动脉瘤和颅脑肿瘤是两种不同的疾病。

11. 中风与颅脑肿瘤的关系

中风一般称为脑卒中，分为缺血性脑卒中和出血性脑卒中。缺血性脑卒中是指局部脑组织包括神经细胞、胶质细胞和血管由于血液供应缺乏而发生的坏死；出血性脑卒中是由于脑部血管突然破裂，进而引起脑组织损伤的一组疾病。出血性脑卒中一般在情绪激动或者体力劳动中发病，头痛比较剧烈，呕吐比较多见，缺血性脑卒中多在睡眠或平静休息时发病，头痛轻微或没有头痛，呕吐较出血性脑卒中少，两者发病均较急促，发病前无明显不适。而颅脑肿瘤是一个慢性过程，症状一般呈逐渐加重的特点。但是也有部分颅脑肿瘤在生长过程中会产生大量结构异常的肿瘤血管，血管壁较薄，容易破裂出血，症状与出血性脑卒中相似，称为肿瘤卒中。

12. 什么是脑疝

脑积水、脑出血、颅脑肿瘤等造成颅内压不均，部分脑组织变形移位，当移位超过一定的解剖界限时形成脑疝。脑疝是一种十分凶险的临床危重症，病情进展迅速，短时间内就可能造成生命体征严重紊乱，病死率、致残率极高。

13. 常规体检时是否需要进行颅脑肿瘤筛查

严格意义上来说肿瘤筛查和常规体检是有明确区别的。常规体检只检查身体的各项基础指标，比如血糖、血脂、血常规、血压等。可以检查出心血管疾病、糖尿病等慢性疾病以及一些基础性疾病。部分常规体检项目纳入了 B 超、X 线检查等，但很多肿瘤无法通过这些检查手段检查出来。肿瘤筛查则是一种专业的体检方式，是对无症状的健康人群进行的一系列以发现早期癌症为目的，尽最大可能阻断由癌前病变或疾病导致的癌症发生。由于颅脑肿瘤发病率较低，不推荐在常规体检时进行颅脑肿瘤筛查。存在颅脑肿瘤高危因素或者早期症状的患者，建议进行颅脑肿瘤筛查。

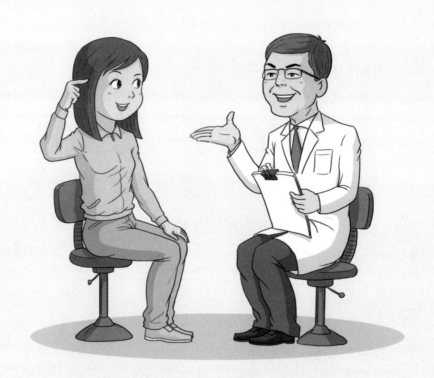

14. 颅脑肿瘤是否会遗传

除了一些特殊的颅脑肿瘤与遗传因素相关外，目前普遍认为大多数颅脑肿瘤不会遗传，但有颅脑肿瘤家族史的人颅脑肿瘤发病率稍高。

15. 颅脑肿瘤是否会转移

良性颅脑肿瘤通常不发生转移，恶性颅脑肿瘤有转移的可能，但是转移的概率比较低。颅脑肿瘤最常见的转移是颅内转移，肿瘤细胞脱落或肿瘤组织暴露于脑脊液循环通路中，脱落的肿瘤细胞被带到远处，或沉积于脑室壁上。最常见于第四脑室髓母细胞瘤和脑室内的室管膜瘤。肿瘤转移是髓母细胞瘤的主要特征，可种植转移到腰椎管内。颅脑肿瘤的颅外转移比较少见，髓母细胞瘤也可能远隔转移到肺脏和骨骼。

16. 颅脑肿瘤是否会复发

良性肿瘤治疗效果好，彻底切除肿瘤后，可彻底治愈，或复发率低。恶性肿瘤的复发率很高，需定期复查，及时治疗。

（二）颅脑肿瘤诊断过程中常见问题

1. 颅脑肿瘤就诊什么科室，有何注意事项

颅脑肿瘤首诊可就诊于神经外科或脑系科门诊，术后辅助治疗或康复治疗可就诊于放疗科、康复科等相关科室。如合并其他症状，可前往内科或急诊科就诊。就诊时应带齐完整的资料，包括既往病历，影像资料等。如诊断尚不明确，还需带病理切片进行进一步诊断。如无特殊情况，患者最好能亲自就诊。

2. 磁共振有辐射吗，做磁共振有哪些注意事项

磁共振检查属无损性检查，对人体无辐射伤害。但检查时机器噪声较大，此为正常现象，患者和家属做好心理准备，不要慌乱，保持绝对静止不动。进行磁共振检查时应注意：①磁共振设备周围（5m内）具有强大磁场，严禁患者和陪伴家属将有铁磁性的物品及电子产品靠近、带入检查室。这些物品包括：所有通信类物品；各种磁性存储介质类物品；手表、强心卡及其配贴；掌上电脑、计算器等各种电子用品；钥匙、打火机、金属硬币、刀具、钢笔、针、钉、螺丝等铁磁性制品；发夹、发卡、眼镜、金属饰品、不明材质的物品；易燃易爆品、腐蚀性或化学物品、药膏、膏药、潮湿渗漏液体的用品等。病床、轮椅等

不准进入磁体间。②体内安装、携带以下物品及装置的患者（包括陪伴家属），被视为磁共振检查的禁忌，不能进入磁体间，否则有生命危险。包括：心脏起搏器、除颤器、心脏支架、人工心脏瓣膜、动脉瘤术后金属夹、植入体内的药物灌注装置、植入体内的任何电子装置、神经刺激器、骨骼生长刺激器、其他任何类型的生物刺激器、血管内栓塞钢圈、滤器、下腔静脉滤器、心电记录监护器、金属缝合线、骨折手术后固定钢板、钢钉、螺丝、人工假肢或关节、阴茎假体、助听器、人工耳蜗、中耳移植物、眼内金属异物、义眼、活动假牙、牙托及头面部植入物、体内的子弹或碎弹片或铁砂粒等。③幽闭恐惧症患者、孕妇、需生命支持及抢救的危重患者无法行磁共振检查。有各种手术史（特别是器官移植、心肾手术史）患者及家属须于检查前特别声明，以策安全。④对具有固定假牙、文身、节育器、文眼线、留存在体内的钛合金物体（如脊柱钛合金固定装置）等患者应于检查前

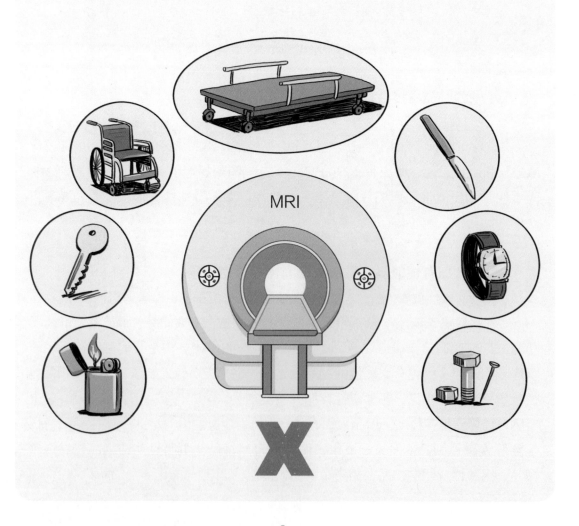

通知医生，根据具体情况决定可否进行磁共振检查。⑤应尽量先除去有铁钩、铁扣和拉链的衣裤、内衣、化纤织物、皮带等物品及装饰物品，身穿纯棉质料的衣裤进行检查。

3. 什么是增强磁共振

磁共振增强扫描是经静脉注射某种造影药物后再作一次磁共振扫描。头部增强磁共振扫描检查对病灶及正常脑组织显示清楚，分辨率高，对小病灶也有很好的显示。增强剂进入肿瘤内部使肿瘤得到明显强化，从而准确地显示所有的病灶，清晰地显示肿瘤的大小、边界、部位等，而这些因素对治疗方案具有重要指导价值。

4. 什么是功能磁共振成像

功能磁共振成像（functional magnetic resonance imaging，fMRI）包括多种 MR 成像技术，利用不同的脉冲序列对组织灌注、分子扩散及局部血容积、血氧水平依赖性对比度等功能信息采集成像，可以准确确定与肿瘤邻近的脑组织的功能区。虽然 fMRI 对确定肿瘤的边界不具有优势，但其对脑功能区的确定有助于治疗计划中脑功能区的保护。

5. 什么是脑磁图

脑磁图是一种通过测量脑内神经活动电流在脑外产生的磁场来观察研究脑功能的检测技术。在检测过程中，脑磁图测量系统对脑内微弱的生物磁场信号进行测定和记录，对人体完全无接触、无侵袭、无损伤。脑磁图可以对颅脑肿瘤继发性癫痫病灶和癫痫灶周围脑功能区进行定位。

6. 什么是波谱分析

磁共振波谱成像（magnetic resonance spectroscopic imaging，MRSI）技术是在磁共振成像技术的基础上发展起来的，是获得磁共振信号空间分布和频率分布信息的一类技术的总称。MRSI 数据可以生成一组化学位移图像，可以探测到靶分子内部自旋核（如 ^1H、^{31}P、^{13}C、^{19}F 等）的物理化学环境，并能依据正常脑组织和肿瘤组织代谢产物的信号测定某些代谢物的浓度。通过分析细胞内特定化合物的定量信息，分析肿瘤细胞的代谢状态，推测肿瘤的浸润范围，鉴别肿瘤的残留、复发或治疗相关性改变，将肿瘤与炎症、脱髓鞘病变等相辨别。此外，还有助于放疗照射靶区的确定。

7. 是否需要向患者隐瞒颅脑肿瘤病情

患者接受医疗服务时，依法享有知悉、获得各种与医疗服务有关的有效信息的权利。具体的知情权包括病情了解权、治疗措施知悉权、医疗费用知晓权等内容。然而多数颅脑肿瘤的治疗目前仍是世界难题，一些恶性颅脑肿瘤病程进展快，预后不佳，患者获悉病情后往往产生悲观情绪，加之经济上的压力，部分患者可能感到绝望，甚至放弃治疗，不利于疾病的治疗。但对于部分性格开朗、思想开明、文化程度较高的患者，对病情的了解，更有利于患者配合治疗。因此，是否需要对患者隐瞒病情需要根据患者的病情严重程度、性格特点、文化水平、心理承受能力以及家庭经济状况等确定，因人而异。但是，必须做到患者的直系亲属对患者的病情知情。

（三）颅脑肿瘤治疗过程中常见问题

1. 颅脑肿瘤怎么治疗

多数的良性原发性颅脑肿瘤，比如脑膜瘤、垂体瘤、神经鞘瘤等，经过手术彻底切除后可以达到治愈目的。恶性原发性肿瘤治疗起来相对困难一些，首选手术治疗，在术后根据患者病理和病情，多需配合放疗、化疗等辅助治疗。多数脑转移瘤属于肿瘤晚期，不主张积极手术切除，可采取放疗、化疗、靶向治疗、免疫治疗等综合治疗。少数对其他治疗不敏感的脑转移瘤，如具有手术适应证可行手术切除。

2. 颅脑肿瘤的治疗国内外有无差异

目前对于大多数颅脑肿瘤的治疗，国内主流的治疗方案与欧美等国家是一致的。

3. 颅脑肿瘤是否越早治疗越好

对于多数颅脑肿瘤早发现、早诊断、早治疗确实能够有效控制肿瘤恶性进展，使患者获益。但少数颅脑肿瘤如手术风险较大，肿瘤体积小且局限，预期肿瘤增殖速度较慢，同时无有效的其他治疗手段，可先定期复查，根据患者病情调整诊疗方案。

4. 颅脑肿瘤吃中药效果好不好

中医认为，颅脑肿瘤的发病机制为瘀血阻滞、痰湿凝聚、热毒内蕴、正气亏虚。根据其病因及发病规律，中药抗癌治疗的方法为扶正固本、清热解毒、活血化瘀、软坚散结四个基本法则。中医中药治疗颅脑肿瘤在循证医学方面缺乏明确证据。

5. 月经期能否进行开颅手术

因月经期凝血功能低下，血管脆性大，易出血，此时患者的免疫功能低下容易合并感染，并且月经期女性心理不稳定，在手术的刺激下更易出现并发症。除非紧急情况，月经期一般不会安排手术。

6. 发热期间能否进行开颅手术

一般情况下，体温超过 37.5℃ 的患者应暂停手术，对于病情较重的急诊手术患者，需根据病情安排手术。

7. 开颅手术是否都要剃光头

剃头便于清洁、消毒手术区，防止感染。剃头的部位及范围需根据手术部位、肿瘤大小及个人情况而定。

8. 开颅术前为何要禁食禁水

开颅手术多在全麻下进行，全麻诱导时因患者的意识消失，咽喉部反射消失，如有消化道反流物进入呼吸道容易造成误吸。误吸后果严重，误吸入大量胃内容物的死亡率高达 70%。各种原因引起的胃排空时间延长，使胃内存积大量胃液或空气，都容易引起反流。全麻后患者没有完全清醒时，吞咽呛咳反射未恢复，也容易发生胃内容物的反流及误吸。

9. 开颅术前如何缓解焦虑

开颅手术前患者往往存在恐惧与焦虑心理，而这种心理会对患者的手术及术后恢复产生不利影响，家属应多与患者交流，进行情感疏导。在术前一夜应注意患者心理变化，给予适当心理安慰。根据病情，可遵医嘱服用少量镇静药，保证充足睡眠。

10. 开颅手术是否都要输血，互助献血是什么

一些颅脑肿瘤术中出血较多，可能需要在术前备血。根据《中华人民共和国献血法》第十五条规定：为保障公民临床急救用血的需要，国家提倡并指导择期手术的患者自身储血，动员家庭、亲友、所在单位以及社会互助献血。有些时期部分地区血液库存下降，医院临床用血紧张。互助献血更类似一种应急措施，在此还是鼓励大家无偿献血。

11. 什么是立体定向活检

立体定向活检是通过影像技术与三维技术结合，从颅骨上钻孔，通过小孔从脑内病变处取出少量病变组织，经病理科检验以明确疾病性质，是为明确诊断所采取的一种可靠性比较高的检查技术。该方法适用于某些不适合手术的肿瘤，可以明确诊断，避免不必要的手术，并及时提供诊断和治疗依据，以便医生及早拟定准确的治疗方案。

12. 什么是术中导航

神经导航系统是将神经影像技术、立体定向技术和显微神经外科技术通过计算机系统结合在一起，通过建立虚拟图像与实体相应点的对应关系，提供实时交互的手术计划系统与导航系统。神经导航技术可准确定位肿瘤，显示病变与周围脑组织的空间关系，实时反馈手术进程。手术导航能够提高手术定位的准确性，对于深部肿瘤尤其重要。位置表浅的肿瘤，虽然不用神经导航也能准确定位，但为了尽量减少头皮与颅骨的手术创伤，也可以使用导航设备。

13. 什么是术中磁共振

术中磁共振是在术中实时进行磁共振扫描成像。该操作可以在不移动患者的情况下，为神经导航提供实时影像，纠正脑组织变形和脑位移误差，提升导航定位精度，引导医生实施手术操作，提高手术精度。

14. 什么是人工硬脑膜

人工硬脑膜是用生物材料制成的人体脑膜的替代物，用于由颅脑脊髓损伤、肿瘤及其他颅脑疾病引起的硬脑膜或硬脊膜缺损的修补，以恢复其完整性，防止脑脊液外漏、颅内感染、脑膨出、脑粘连和疤痕等严重并发症。部分颅脑肿瘤患者由于手术区域硬脑膜缺损过多，原硬脑膜缝合困难。为避免出现术后颅内压过高，需使用人工材料对缺损的硬脑膜进行修补。

15. 什么是术中快速冰冻切片

一些颅脑肿瘤术中为了明确切除病变的性质，会采取快速冰冻切片的方法进行诊断，以进一步确定手术切除方案。冰冻切片是一种在低温条件下使组织快速冷却到一定硬度，然后进行切片的方法。其制作过程较石蜡切片快捷，是手术中常用的一种快速明确病理诊断的方法。

16. 什么是神经分子病理，为什么要做神经分子病理

神经分子病理能够在基因和蛋白水平检测肿瘤细胞的变化，据此判断肿瘤细胞的增殖速度、侵袭能力及放化疗的敏感性，给临床医生提供有价值的信息，有助于实施个体化治疗。

17. 什么是功能监测下开颅手术

功能监测下开颅手术是指通过电生理检测设备，采用唤醒麻醉技术和电刺激技术在开颅手术中监测手术区的大脑皮质功能，从而保障手术在尽可能切除肿瘤的同时，避免损伤大脑皮质功能区域，保证神经功能不受损。

18. 什么是电场治疗，在颅脑肿瘤中疗效如何

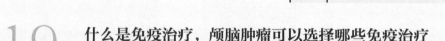

电场治疗就是用不断变化方向的电场干扰肿瘤细胞分裂，让肿瘤细胞分裂出错，从而诱导肿瘤细胞死亡。由于正常脑细胞分裂缓慢，因此电场对正常脑细胞影响很小。研究证实，电场治疗能够显著延长脑胶质瘤患者的生存期。目前我国与美国药监局均已批准将电场治疗应用于胶质母细胞瘤复发患者。

19. 什么是免疫治疗，颅脑肿瘤可以选择哪些免疫治疗

免疫治疗按照机制的不同可分为主动性与被动性（或称为过继性）免疫治疗两大类。主动免疫治疗即通过激活肿瘤宿主自身的免疫功能，使其主动地控制和杀伤肿瘤细胞。如 PD-1 抑制剂，树突状细胞（DC）疫苗等。被动免疫治疗即将各种免疫效应细胞、细胞因子或单克隆抗体输入机体，直接介导抗肿瘤反应。根据输注成分的不同可分为过继性细胞免疫治疗和输注其他成分的过继性免疫治疗，如 CAR-T 治疗等。尽管已有一些颅脑肿瘤患者从免疫治疗中获益，但目前颅脑肿瘤的免疫治疗仍处于初级阶段，对于接受免疫治疗的颅脑肿瘤患者以及选择的免疫治疗方法需进行严格的评估。颅脑肿瘤的免疫治疗正处于快速发展阶段，随着免疫治疗方法的日臻成熟，将会使更多的患者从中获益。

20. 临床试验靠不靠谱，是不是把患者当"小白鼠"

临床试验作为医学研究的重要组成部分，是人类战胜癌症的重要手段。所有的临床试验正式开展前均须经过严格的临床前验证与伦理审查。临床试验过程中，均有第三方机构对受试者和公众健康预期的受益及风险进行监管与评估。美国国立综合癌症网络（NCCN）在神经肿瘤的诊疗指南中明确提出：多种恶性脑胶质瘤治疗方案之一就是参加临床试验。目前临床试验的药物均由药厂承担，参加临床试验的患者不仅能接受前沿的治疗，从最新的治疗手段中获益，还不会给家庭增加经济负担。但是，所有临床试验均有严格的入选和

排除标准，患者能否参加临床试验还需要研究者详细地评估。因此，临床试验绝不是把受试者当"小白鼠"。

21. 颅内肿瘤很小，为什么手术切口却很大

开颅手术切口的设计需要综合考虑肿瘤的大小、位置，对正常脑组织的牵拉等因素。因此手术切口并非只与肿瘤大小相关。不过无论选择何种切口，皮肤切口和骨瓣的设计应尽可能考虑美观。

22. 为什么肿瘤切除术后还需要复查头颅 CT

颅脑肿瘤术后可能发生手术区迟发性出血，由于全麻状态下血压偏低，而术后患者清醒后，疼痛、恐惧或不适、躁狂等都可能导致血压升高，术中止血不十分满意的地方也可能发生迟发性出血。通过头颅 CT 检查可以及时发现问题，及时进行处理，将伤害降到最小。

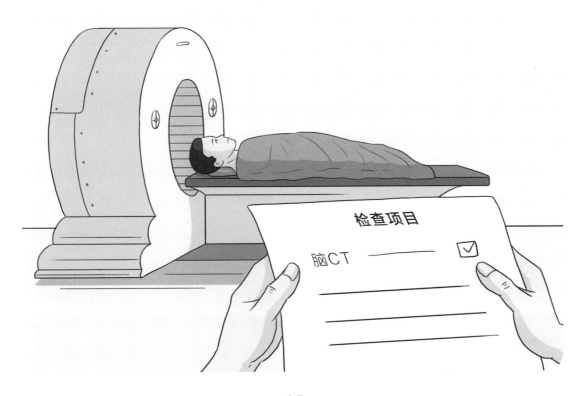

23. 颅脑肿瘤术后应选择何种卧位

颅脑肿瘤术后选择恰当的卧位有利于患者的恢复，不同颅脑肿瘤术后采用的卧位不同，应遵医嘱进行调整。通常情况下，全麻患者完全清醒前，选择去枕平卧位，头偏向一侧。麻醉清醒后，血压平稳时可将头部抬高 15°~30°，有利于颅内静脉回流，减轻脑水肿。

24. 开颅术后为什么会发热，发热为什么要做腰穿

颅脑肿瘤术后发热多为术后吸收热。吸收热指无菌性坏死物质的吸收引起的发热，一般表现为术后 3 天内无感染性体温升高，体温通常低于 38.5℃，3 天后可自行恢复。对于 3 天以上仍发热者，应考虑有可能是术中血液进入脑脊液中，刺激中枢体温调节系统引起发热。术后做腰穿可以把血性脑脊液引流出来，从而缓解患者头痛和发热，减少颅内感染机会。

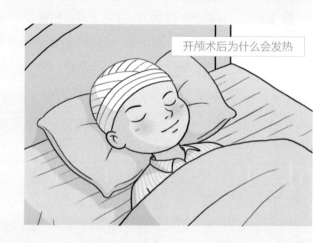

开颅术后为什么会发热

（四）颅脑肿瘤术后常见问题

1. 开颅术后为什么会发生脑水肿

颅脑肿瘤术后，切除肿瘤组织的周围静脉回流障碍可导致周围脑组织水肿，手术过度牵拉也可能会引起明显的脑水肿，此外，残留的肿瘤组织也会分泌某些生物活性物质导致周围组织水肿。

2. 开颅术后为什么会发生皮下积液

颅脑肿瘤术后可能会出现头皮下积液，表现为头皮下有波动感。积液的发生是由于头皮与颅骨之间愈合欠佳，在头皮下与颅骨之间形成潜在的囊状间隙。由于皮下止血欠佳，皮下渗血、渗液或脑脊液外漏聚集在这一囊腔，

形成皮下积液。如果积液无法缓解，容易形成皮下感染，体温升高，有时会影响切口愈合，还可能影响术后放化疗。

3. 如果颅脑肿瘤术后患者带引流管需注意什么，何时可以拔除

为防止引流管滑脱，必要时应给予患者保护性约束。患者翻身时应注意引流管位置。引流管处于开放状态时患者不可坐起、站立，以免造成引流量过多。此外，患者和家属禁止私自调节引流管开关和高度，引流管切口处可能皮肤瘙痒，患者不能抓挠，以免造成滑脱和感染。拔除引流管前应遵医嘱夹闭引流管24~48 小时，患者无头痛、恶心、呕吐等颅内压升高等症状，可遵医嘱拔除引流管。

4. 开颅术后多久可以拔除导尿管

术后应尽早拔除导尿管，避免导尿管长时间刺激尿道，有利于膀胱功能恢复，同时可以减轻患者心理压力，防止尿路感染。根据病情可在术后1~3 天内拔除导尿管。

5. 颅脑肿瘤患者术后吞咽困难应如何处理

颅脑肿瘤术后患者可能存在吞咽困难，术后初次饮水应注意有无呛咳，如无呛咳可进一步遵医嘱进食。食物由流质饮食开始，逐步过渡到半流食和普食。进食时应采取半坐卧位，面瘫患者应尽量选择健侧进食，防止呛咳与误吸。如患者呛咳严重，应遵照医嘱进行留置胃管鼻饲饮食。饭后应协助患者漱口和进行口腔护理。

6. 开颅术后患者发生便秘应如何应对

术后避免用力排便，防止颅内压增高诱发颅内出血。多吃富含粗纤维的水果和蔬菜，多饮水，对于 3 天以上未排便的正常饮食患者，可使用缓泻剂帮助排便。

7. 开颅术后多久可以洗头

正常情况下，开颅术后 3 周头部切口即可完全愈合，便可进行头部清洗。在清洗时尽量采取温水清洗，避免使用洗发液等化学制剂，还应注意避免用手挠抓切口。

8. 开颅术后多久可以洗澡

开颅术后半个月或一个月，根据患者身体状况选择适宜的洗澡方式。全身状况良好的患者可采用淋浴或盆浴。室温及水温均不宜过高，洗浴时间不宜过长，沐浴过程中家属应贴身照顾，以免发生意外。

9. 开颅术后一般多久颅骨能愈合

骨组织自身的再生能力很强，一般可以在术后3~4个月内自行修复愈合。此外，现在开颅术后多用钛钉固定骨瓣，相对比较牢固，只要注意保护，并不需要过于担心。

10. 开颅术后能否坐飞机

如果患者术后病情稳定，没有频繁的癫痫大发作，可以乘坐飞机。如果自己无法判断，建议由主治医生进行评估。

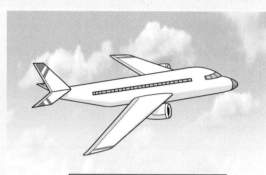

做完手术可以坐飞机吗

11. 开颅术后能否驾驶机动车或进行高危作业

颅脑肿瘤患者术后如无神经功能缺失，或神经功能的缺失不影响机动车驾驶与正常作业，且无癫痫症状，理论上可以驾驶机动车或进行高危作业。但是，如果术前或术后有癫痫症状，禁止驾驶机动车或进行高危作业。术前无癫痫症状的患者，在术后1年内最好不要驾驶机动车或进行高危作业，因为部分术前无癫痫症状的患者术后也可能出现癫痫，危及安全。

12. 开颅术后能否正常工作

对于开颅术后功能恢复较好的年轻患者，建议患者恢复正常工作与生活，有助于患者保持健康向上的心态。但是日常生活工作要注意休息，避免劳累，定期复查，有术后癫痫的患者要规律服用抗癫痫药物，不可自行停药。

13. 开颅手术是否影响生育功能

开颅手术本身并不影响患者生育功能。但是一些肿瘤可能会影响生育，如内分泌型的垂体腺瘤术后，可能因激素改变影响生育功能。这类患者如有生育计划建议先前往生殖中心就诊。此外，一些肿瘤术后如行放射治疗或化学治疗等，需进行充分评估后再考虑生育，并在孕期严格做好孕检。

（五）颅脑肿瘤患者出院后常见问题

1. 开颅术后颅骨缺损的患者日常生活有哪些注意事项

有些颅脑肿瘤患者由于脑水肿严重，为保证安全，术后颅骨不能立即复位，形成颅骨缺损。这类患者应注意手术区局部保护，睡眠中应尽量避免颅骨缺损处受压，外出时尽量戴帽子，尽量避免高强度运动与作业，尽量少去人多聚集的公共场所，避免发生意外。

2. 开颅术后颅内的钛钉或钛片是否影响磁共振检查

钛合金具有良好的机械性、抗疲劳性，在磁共振条件下产生的磁场吸引力较其他金属小，产生热量也很少。一般情况下能够安全接受磁共振检查，但是为了安全起见，术中使用了钛金属固定的患者进行复查时，建议选择低场强（<1.5T）磁共振检查。

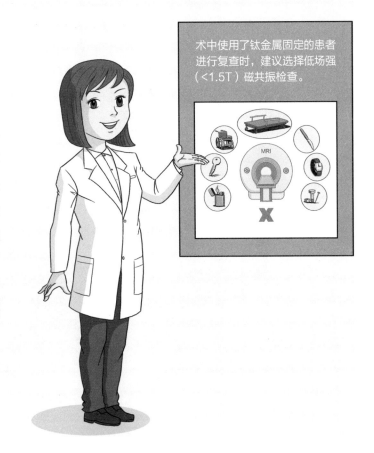

术中使用了钛金属固定的患者进行复查时，建议选择低场强（<1.5T）磁共振检查。

3. 颅脑肿瘤患者术后饮食有无注意事项

颅脑肿瘤患者术后避免辛辣、刺激性饮食，可选择清淡易消化的高热量、高蛋白、高维生素饮食，多食用新鲜蔬菜和水果，加快恢复，增强免疫力。

4. 颅脑肿瘤患者在家发生癫痫应如何处理

癫痫作为一种复杂的神经系统疾病，需要长期治疗与护理，癫痫患者需要树立战胜疾病的信心，坚持治疗不要半途而废。部分患者发作前有先兆症状，癫痫发作时家属应立即将患者平卧，以防咬伤舌头和颊部。佩戴假牙的患者应将假牙取出，及时清理口、鼻分泌物，保持呼吸道通畅。尽量在床边给予安全保护措施，防止患者坠床或自伤。详细记录发作频率和持续时间，如发作频繁或不能缓解须及时就医。需要注意的是，癫痫药物不得擅自停药或增减剂量，不得自行更换其他抗癫痫药物。

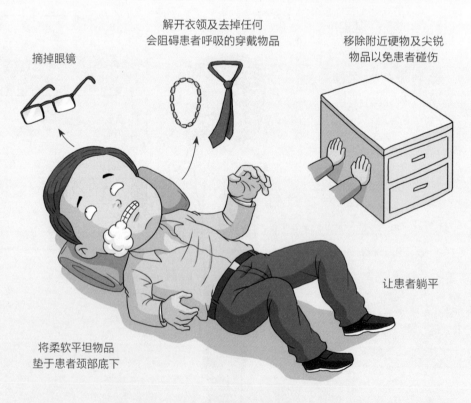

解开衣领及去掉任何
会阻碍患者呼吸的穿戴物品

移除附近硬物及尖锐
物品以免患者碰伤

摘掉眼镜

让患者躺平

将柔软平坦物品
垫于患者颈部底下

如发作时间超过五分钟立刻拨打 120

5. 开颅术后偏瘫的患者如何进行锻炼

术后偏瘫患者在家进行肢体活动应循序渐进，防止肢体挛缩和畸形。间断进行肢体按摩和被动活动以及坐起、站立、步行锻炼等。术后偏瘫患者由于失去生活自理能力，容易产生严重的心理负担，家属在帮助患者进行功能锻炼的同时，还要关注患者的心理变化，鼓励患者保持乐观积极的生活态度和战胜疾病的信心。

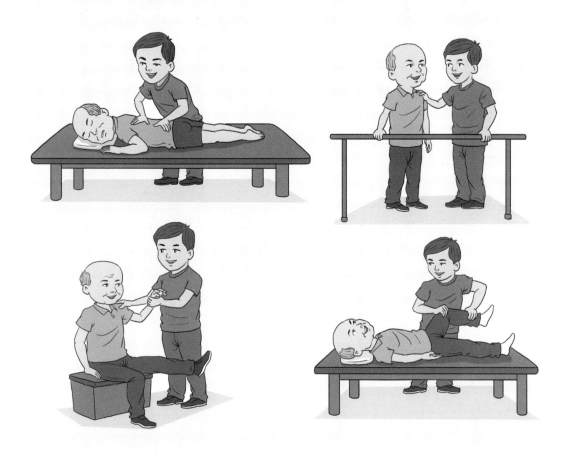

6. 失语有哪些类型，哪种失语容易恢复

失语分为感觉性失语（患者听力理解障碍，话多，发音清晰，缺乏实词，答非所问），运动性失语（言语表达障碍突出，听觉理解正常，话少，讲话困难，构词障碍），传导性失语（患者言语流畅，但存在用词错误，能理解旁人语言，但无法正确复述），命名性失语（听觉理解能力基本正常，能够复述别人内容，但存在命名困难或命名不能），经皮质失语（复述能力正常，其他语言功能均

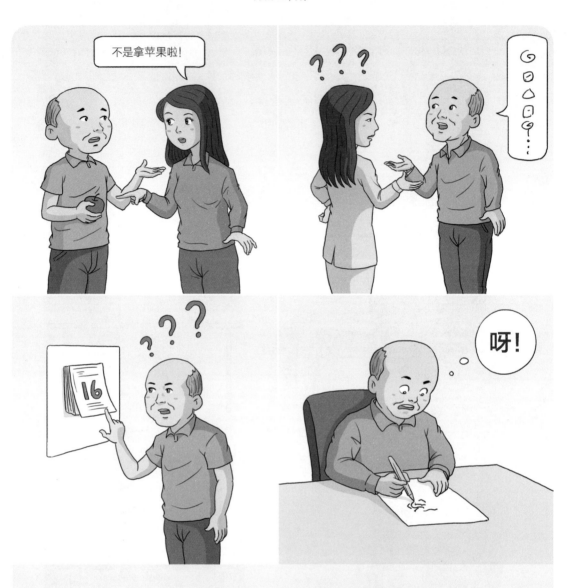

有障碍）和完全性失语（最严重的失语类型，患者各种语言功能均有严重障碍，往往伴有神经系统体征，如偏瘫，偏盲、偏身感觉障碍）。一般来说，命名性失语和传导性失语的预后较好，经皮质失语和运动性失语差一些，感觉性失语和完全性失语的预后最差。

7. 开颅术后失语的患者如何进行锻炼

对失语的患者应采取综合训练的方式，重点应放在口语康复训练上。如果听说读写方面受损，要进行口语综合训练。训练计划要适合患者文化水平及兴趣，因材施教。先易后难，由浅入深，由少到多，逐步深入。配合心理治疗方式应灵活多样。当治疗取得成功时，可适当增加难度并及时鼓励患者，增加患者信心。充分创造家庭语言环境，要经常让患者多参与、多练习，效果更佳。

8. 长期卧床的颅脑肿瘤患者如何避免褥疮

长期卧床的颅脑肿瘤患者应定时翻身减压，保持良好的体位，定期进行评估，保持皮肤清洁，防止或减少尿失禁对皮肤的浸渍，使用减压用品。每天早晚应全身擦洗两次，保持皮肤清洁。大小便后应及时给予温水擦洗，加强营养，鼓励患者适当进食，保证足够的营养支持。出现褥疮的患者，应在医生的指导下采取及时的治疗。

9. 如何帮助长期卧床的颅脑肿瘤患者进行床上翻身

翻身时应注意保持床单清洁平整，被体液污染的床褥要及时更换。对肢体活动障碍、瘫痪或昏迷患者，每1~2小时协助或给予翻身1次。翻身时，将双手置于患者肩下和臀下，抬起患者并挪动位置，切不可拖、拉、拽，以免损伤患者皮肤。

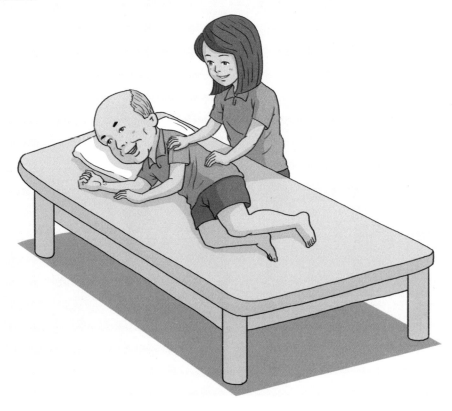

10. 颅脑肿瘤患者术后眼睑闭合不全应如何处理

颅脑肿瘤患者术后出现面瘫或眼睑闭合不全时，应对患者进行心理疏导、眼部护理和康复锻炼。眼睑闭合不全的患者通常因自我形象改变而产生心理负担，家属应做好心理疏导。此外，眼睑闭合不全的患者应做好角膜护理。轻者每日遵照医嘱滴眼药水、涂抹眼药膏或戴眼罩进行角膜保护。中度眼睑闭合不全的患者，每日应用生理盐水清洗 2 次，保持眼部清洁，遵照医嘱给予眼部药物治疗，并用凡士林纱布覆盖眼部，防止角膜溃疡和感染。严重者需给予眼睑缝合。在保护的同时，还应积极进行眼轮匝肌功能康复训练，如睁眼、闭眼训练和眼眶周围上下睑软组织按摩。

11. 颅脑肿瘤患者术后出现精神症状应如何处理

部分颅脑肿瘤患者术后可能出现抑郁、兴奋甚至躁狂等精神症状，可能与肿瘤切除时与情绪相关的脑组织损伤有关。多数精神症状能够缓解，少部分可能疗效较差。对于出现精神症状的患者，应给予心理疏导，切忌嘲笑激惹患者，应耐心听取患者倾诉，理解并同情患者，帮助患者减轻心理负担与恐惧。对于极度兴奋、躁动的患者，应给予正确的保护性约束，约束带应采用棉质织物，接触皮肤的部位应加棉垫，松紧度以能伸入两指为宜。

（江涛　李冠璋）

二、神经上皮肿瘤

（一）胶质瘤：星形细胞瘤、少突胶质细胞瘤、特殊类型星形胶质瘤

1. 什么是胶质瘤

胶质瘤是一种常见的颅内肿瘤。原本正常的神经胶质细胞如果不受控制地异常生长，就可能形成胶质瘤。胶质瘤分为许多类型，有些胶质瘤生长相对缓慢，有些则生长十分迅速。在生长的过程中，肿瘤还会不断侵入正常的组织，破坏正常的脑组织，影响患者相应部分的神经功能；同时常常由于肿瘤体积较大，并发脑水肿等因素使颅内压升高，产生头痛、头晕、恶心、呕吐等一系列症状。不同患者的胶质瘤形状、大小各异，大多形状不规则，与正常组织的边界不清晰，且在脑中弥漫性生长，许多还侵犯脑内重要的功能区域，故常常难以治疗。我国脑胶质瘤年发病率约为（5~8）/10万人，5年病死率在全身肿瘤中仅次于胰腺癌和肺癌，是一种较为棘手的肿瘤疾病。

胶质瘤

2. 胶质瘤的病因是什么

脑胶质瘤的病因和发病机制尚不明确，可能与众多因素密切相关。目前确定的两个危险因素是：暴露于高剂量的电离辐射和某些特定基因的突

变。此外，有证据表明，含亚硝酸盐的食品、病毒或细菌感染等致癌因素也参与脑胶质瘤的发生。临床上针对特定的患者，医生也难以确认究竟何种因素最终导致了肿瘤的发生。该问题尚需进一步研究。

3. 胶质瘤遗传吗

研究表明，直系亲属中有胶质瘤患者的人罹患胶质瘤的可能性比一般人高，但总体来说，其发病率仍非常低。现在虽然不能完全排除胶质瘤发病与遗传因素的相关性，但一般不认为胶质瘤可以遗传。

4. 胶质瘤与使用手机、电脑有关系吗

虽然暴露于高剂量的电离辐射与胶质瘤的发病相关，但这需要大量的辐射剂量和较长的累积时间，日常使用手机、电脑所接受的辐射剂量和累积时间远远低于危险剂量，故日常使用手机、电脑与胶质瘤无关。

5. 胶质瘤是一种罕见疾病吗

在所有原发于颅内的肿瘤中，胶质瘤是最常见的一种。我国脑胶质瘤年发病率约为（5~8）/10万人。随着研究的不断深入，人们对胶质瘤的认识也越来越深刻，胶质瘤本身已经并不神秘。

6. 胶质瘤好发于老年人吗

胶质瘤可发生于任何年龄组，不同类型的胶质瘤好发年龄也不相同。星形细胞瘤好发于青壮年，胶质母细胞瘤好发于中老年，而髓母细胞瘤多见于幼儿和青少年。总体上，幕上胶质瘤多发于30岁以上的成人，其中胶质母细胞瘤确诊的中位年龄为64岁，而脑干胶质瘤好发于20岁以下的青少年。

7. 男性更容易得胶质瘤吗

多国胶质瘤相关数据库的统计数据分析表明，在胶质瘤患者中，男性的发病率明显高于女性，大约为1.5∶1，其具体原因不详。

8. 胶质瘤一般出现在什么部位

额叶、颞叶、顶叶、枕叶、丘脑、基底节、胼胝体、小脑、脑干都可能有胶质瘤生长，病变可能累及一个脑叶，也可能累及两个甚至多个脑叶。甚至可能发生脑室内、椎管内播散。超过 90% 的胶质瘤发生于小脑幕上，由高到低不同部位的发病率排序依次为：额叶、颞叶、顶叶、枕叶和小脑。部分胶质瘤可侵入脑室系统、蛛网膜下腔等。原发于幕下及脊髓的胶质瘤较少见，不足 10%。在脑干胶质瘤中，通常低级别胶质瘤好发于脑干上部，高级别胶质瘤好发于脑干下部 / 延髓。

9. 胶质瘤有什么症状

脑胶质瘤临床表现主要包括颅内压增高、神经功能及认知功能障碍和癫痫发作三大类。颅内压增高常导致头痛、呕吐、视神经乳头水肿。重者可致意识障碍，脑疝，呼吸、心率、血压等基本生命体征变化，甚至危及生命。神经功能障碍主要包括四肢活动力下降，甚至瘫痪；失语（多见于累及大脑优势侧颞叶的肿瘤）；视力、听力下降，甚至失明、失聪等。胶质瘤引起的癫痫发作多为局灶性癫痫，具体发病机制不明。

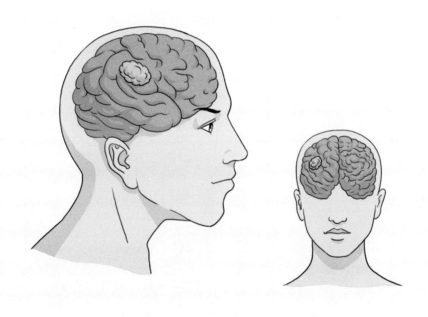

10. 累及额叶的胶质瘤可能出现什么症状

由于大脑的结构与功能极为复杂，累及不同位置的胶质瘤往往也伴有不同的临床表现。额叶前部胶质瘤常以头痛或精神症状为首发症状，肢体运动障碍相对少见。癫痫常表现为无先兆的全身性发作。额叶后部胶质瘤常以局灶性癫痫为首发症状，肢体运动障碍及锥体束征明显，精神症状较少见。左侧额叶后部肿瘤常伴有运动性失语。额叶中部胶质瘤的临床表现介于额叶前部及后部之间，癫痫兼具全身性及局灶性两种发作形式。如肿瘤侵犯两侧额叶，则精神智力障碍相对突出。

11. 累及颞叶的胶质瘤可能出现什么症状

非优势大脑半球的颞叶胶质瘤癫痫症状相对不明显，可有抽搐性发作。优势半球的颞叶肿瘤，多伴有语言障碍，如混合性失语症状或命名不能。颞叶深部的肿瘤可引起对侧同向偏盲、精神运动性癫痫发作，或者先有嗅觉性先兆或复杂结构形象的视幻觉性抽搐发作。

12. 累及顶叶的胶质瘤可能出现什么症状

顶叶胶质瘤可能产生全身性抽搐或局限的感觉性癫痫发作，患者的皮肤触觉、痛觉与温度觉不减弱，但躯体对侧可产生实体觉与皮层感觉（包括位置觉、两点刺激区别感觉）的功能缺损。也可发生对侧同向偏盲、失用症。当肿瘤侵犯主半球时，可产生失语症、失写症及手指失认症。

13. 累及枕叶的胶质瘤可能出现什么症状

枕叶胶质瘤通常可引起视野对侧象限性缺损或偏盲，但黄斑区视力保存。如果伴抽搐发作，在发作前可有闪光样视觉先兆，但非结构形象的视幻觉。肿瘤体积较大时也会出现颅内压高的症状。

14. 患者手脚均出现不能自主控制的缓慢运动，这和胶质瘤有关系吗

医生通常称这种症状为手足徐动症，其发病原因很多。当肿瘤侵犯到基底节时，偶尔可出现该表现。因此，出现手足徐动症状，可能与胶质瘤有关，但并不是肯定有关，可以通过影像学检查与其他疾病鉴别。

15. 胶质瘤累及丘脑可能出现哪些表现

丘脑和丘脑周围区胶质瘤早期表现为颅内压增高，与肿瘤压迫室间孔、第三脑室和导水管有关。另外，患者还可出现病变对侧半身运动和/或深浅感觉障碍、精神障碍，病变对侧同向偏盲，四叠体受压（双侧瞳孔不等大、对光反射迟钝，双眼上视不能，眼球震颤）和下丘脑受损症状（嗜睡、肥胖、多饮多尿）。

16. 胶质瘤累及小脑可能出现哪些表现

小脑胶质瘤分为小脑半球和小脑蚓部胶质瘤，其共同的临床表现是早期出现颅内压增高，患者头痛、呕吐，以清晨为重，以后则可随时发生，并且发作次数日益频繁，陆续出现视力下降，复视，视神经盘水肿、出血等症状。小脑半球胶质瘤患者出现共济失调、水平眼震、头晕、耳鸣等小脑损害症状。小脑蚓部胶质瘤，部分患者可出现水平眼震和躯干性共济失调，个别患者可出现三叉神经、面神经、外展神经和听神经的损害，出现相应的症状。

17. 胶质瘤患者为什么会出现癫痫症状

胶质瘤患者术前或术后均可能出现肿瘤相关的局灶性癫痫，称为继发性癫痫。其发生原因可能有：①肿瘤本身的压迫或刺激，使瘤周脑细胞变性和胶质增生而产生致痫灶，引起不同程度的癫痫。②手术牵拉刺激脑组织，引起脑细胞水肿引发癫痫。约有65%~90%的低级别胶质瘤患者以癫痫为主要症状，而在高级别胶质瘤患者中，这一比例仍可达30%~60%。故胶质瘤患者应积极咨询医生，术前、术后根据具体情况进行预防性抗癫痫治疗，待病情稳定后遵医嘱逐渐减量，以避免恶性后果。

18. 常见的癫痫发作症状是怎样的

部分患者发作方式为单纯部分发作，最常见的是面部、上下肢的抽搐，意识不完全丧失。另外一种形式为复杂部分发作，表现形式为面部、上下肢抽搐伴意识丧失。如果全身震颤伴意识丧失则称为"强直阵挛发作"，也就是常说的癫痫大发作。还常伴有口吐白沫，眼睛上翻等症状。也有的癫痫表现为幻嗅、一过性言语障碍等症状。

19. 癫痫发作如何处理

很多癫痫患者出现癫痫前有先兆症状，应及时让患者侧卧，解开衣领、袖口。如患者有呕吐及时清理口腔呕吐物，避免误吸；如有牙垫，可以垫在磨牙之间，避免咬伤舌头；如患者发作时间较长，出现明显缺氧情况，需要拨打 120，转医院处理。

20. 有癫痫症状的胶质瘤患者可以乘坐飞机吗

民航并不禁止有癫痫症状的胶质瘤患者乘坐飞机，但是如果在飞机上出现癫痫发作的确非常不安全，因此对于癫痫小发作或者大发作不是太频繁的患者，虽然可以乘坐飞机，但是应注意在登机前服用足量有效的抗癫痫药物，并且务必有人陪同。而对于频繁出现癫痫大发作的患者则建议待病情稳定后再乘坐飞机或者采用其他交通工具。

21. 怀疑得了胶质瘤，应该做哪些检查

如果出现头痛、恶心、呕吐等相关症状，可常规行头部 CT、磁共振（MRI）判断是否有颅内占位性病变。若发现颅内占位，可在专业

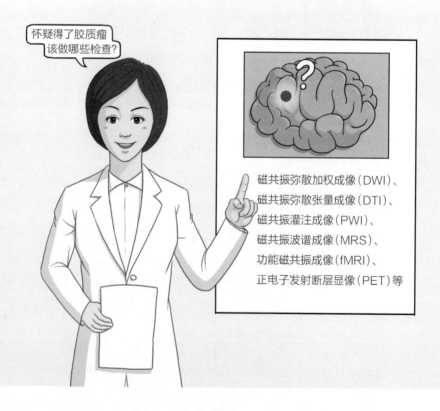

怀疑得了胶质瘤
该做哪些检查？

磁共振弥散加权成像（DWI）、
磁共振弥散张量成像（DTI）、
磁共振灌注成像（PWI）、
磁共振波谱成像（MRS）、
功能磁共振成像（fMRI）、
正电子发射断层显像（PET）等

医师指导下进一步行磁共振弥散加权成像（DWI）、磁共振弥散张量成像（DTI）、磁共振灌注成像（PWI）、磁共振波谱成像（MRS）、功能磁共振成像（fMRI）、正电子发射断层显像（PET）等，以帮助明确胶质瘤诊断、评价治疗效果。但上述影像学检查均有其局限性，最终的诊断需依赖肿瘤切除或活检获取肿瘤标本，进行组织和分子病理学检查，确定病理分级和分子亚型。

22. 胶质瘤可以通过拍片来判断恶性还是良性吗

一般恶性程度低的胶质瘤轮廓清晰，边缘平整光滑，周围水肿情况不重；而恶性程度高的胶质瘤呈浸润生长，边缘轮廓没有规则的形状，周围有大片水肿，多数都有不同程度的增强，常伴有坏死。但部分肿瘤的外观特征性不强。因此，虽然多数胶质瘤可以通过磁共振检查判断良恶性，但仍有部分胶质瘤会发生误诊的情况。手术后做病理检查才是判断肿瘤性质的"金标准"。

23. 胶质瘤患者经常行 1p/19q 检查，这有什么意义

染色体 1p/19q 联合性缺失是指 1 号染色体短臂和19 号染色体长臂同时缺失，最早发现于少突胶质细胞瘤样本中。1p/19q 联合性缺失在少突胶质细胞瘤中的发生率为 80%~90%，在间变性少突胶质细胞瘤中发生率为 50%~70%，在弥漫性星形细胞瘤中发生率为 15%，而在胶质母细胞瘤中发生率仅为 5%。具有 1p/19q 联合性缺失的少突胶质细胞瘤患者通常伴随着 IDH 基因的突变。目前认为 1p/19q 联合性缺失是少突胶质细胞瘤的分子特征，是其诊断的分子标志物。通常对疑似少突胶质细胞瘤或混合性少突星形细胞瘤均应进行 1p/19q 联合性缺失的检测，从而协助组织学的诊断。1p/19q 缺失可以帮助区分混合性少突星形细胞瘤更倾向于少突还是星形，从而辅助治疗方案的选择。存在 1p/19q 联合性缺失的少突胶质细胞瘤生长速度较慢，并对化疗敏感。目前的治疗指南推荐少突胶质细胞瘤患者检测是否存在 1p/19q 联合性缺失的情况。

24. MGMT 检查的是什么，有什么意义

MGMT 又叫 O^6-甲基鸟嘌呤-DNA 甲基转移酶，是一种 DNA 修复酶，位于人 10 号染色体长臂。高级别胶质瘤放疗联合替莫唑胺同步化疗后，影像学上常常出现和肿瘤进展酷似的假性进展，MGMT 启动子甲基化者假性进展的发生率明显高于非甲基化者。假性进展的出现提示预后较好。具有 MGMT 启动子甲基化的胶质瘤患者对化疗、放疗敏感，生存期较长。对于 70 岁以上的胶质母细胞瘤患者，若 KPS 评分（即卡氏功能状态评分标准，得分越高，健康状况越好）低于 70 分，在可耐受的情况下应用替莫唑胺治疗可延缓复发并延长生存期，改善生存质量；若同时伴有 MGMT 启动子甲基化，则使用替莫唑胺效果更佳。

25. 检测 IDH 突变有什么意义

异柠檬酸脱氢酶（IDH）是胶质瘤细胞内的一种酶，最早发现于细胞内重要的三羧酸循环过程，现在发现它还是肿瘤抑制因子。IDH 发生突变后其肿瘤抑制作用降低，并会促进肿瘤生长，因此 IDH 突变状况成为判断胶质瘤是否为高危类型的一项检测。

26. 检查 TERT 启动子突变有什么意义

端粒酶逆转录酶（TERT）启动子序列突变与胶质瘤有关，尤其是与胶质母细胞瘤有关。目前认为 TERT 启动子突变与 *IDH1-wt*、*EGFR* 扩增，*CDKN2A* 缺失，10 号染色体缺失均相关，但与 MGMT 启动子甲基化无关。总体来说，没有 TERT 启动子突变的患者其生存期更长。

27. 检查 *EGFR* 扩增的意义是什么

EGFR 编码一种表皮生长因子受体，定位于人 7 号染色体短臂。*EGFR* 扩增在许多癌症中的发生并不普遍，而在脑胶质瘤中却有很高的发生率，并常常伴随编码蛋白的过表达。间变性星形细胞瘤中 *EGFR* 扩增的发生率为 17%，胶质母细胞瘤中的发生率为 50%~60%。在临床上，60 岁以上的胶质母细胞瘤患者伴随 *EGFR* 扩增提示预后不良。

28. 检查 Ki-67 对于评价胶质瘤有什么意义

Ki-67 是一种增殖细胞相关的核抗原，其功能与有丝分裂密切相关，在细胞增殖中是不可缺少的。Ki-67 表达水平能比较客观地反映颅脑肿瘤的增殖速度和恶性程度。在许多肿瘤中，Ki-67 阳性标记指数对于区别良恶性、确定分级都有参考价值。总体说来，Ki-67 阳性标记指数越高，则恶性程度（分级）越高，预后越差。

29. 胶质瘤是恶性肿瘤还是良性肿瘤

现代分类系统不再根据肿瘤的行为学特点来分类肿瘤，目前胶质瘤的分级主要依据世界卫生组织（WHO）分级：WHO Ⅰ级胶质瘤患者年龄较小，预后较好，包括毛细胞型星形细胞瘤、小脑星形细胞瘤和室管膜下巨细胞型星形细胞瘤，生物学行为类似所谓的"良性肿瘤"；WHO 分级为Ⅱ级的胶质瘤属于低级别胶质瘤，也称为低度恶性胶质瘤，但可以向恶性程度更高的肿瘤转化；WHO 分级为Ⅲ~Ⅳ级的胶质瘤为高度恶性胶质瘤，肿瘤生长迅速，手术切除后复发时间短，患者整体预后较差。

30. 胶质瘤该如何治疗

脑胶质瘤治疗以手术切除为主，结合放疗、化疗等综合治疗方法。手术可以缓解临床症状，延长生存期，同时可获得足够的肿瘤标本用于病理学诊断和分子遗传学检测。大量证据表明，手术切除的程度与患者的预后显著相关。随着临床实践中神经导航、功能神经导航、术中神经电生理监测和术中 MRI 实时影像等技术的大量应用，在保护重要神经功能的前提下尽量切除肿瘤成为可能。术后根据分子病理分型，在专业医师的指导下选择合适的放化疗方案，可杀灭或抑制肿瘤细胞，延长生存期。

31. 胶质瘤手术可以选择"微创手术"吗

通常，患者认为的所谓"微创手术"是指通过介入、腔镜等手段，达到不开颅就完成手术的目的。这与神经外科医生微创手术理念的内涵有所不同。目前胶质瘤手术必须行开颅手术，肿瘤体积较大、位置较深者切口也会相应扩大。在保证不影响手术正常进行的前提下尽量缩小切口大小，避免损伤正常脑组织，这是所有医生和术者所坚持的共同理念。然而想不开颅就切除

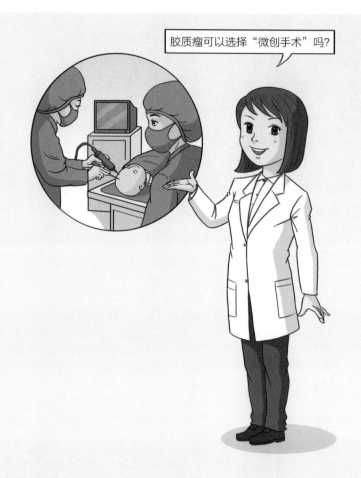

肿瘤，目前并不现实。

32. 胶质瘤体积较大能否手术

对于体积较大的胶质瘤，应根据情况决定是否适合手术，而不能单纯依靠肿瘤的体积决定是否手术。如肿瘤位于重要功能区，有可能肿瘤体积不大也不适合手术切除，对于非功能区胶质瘤还应尽量采取手术治疗。对于不适合手术的患者应尽量采用立体定向活检明确诊断后再行下一步治疗。

33. 儿童患胶质瘤能否手术治疗

胶质瘤在儿童中较少见，年龄小不是胶质瘤手术的禁忌证。儿童胶质瘤可以考虑手术治疗，但这种情况要求手术更为精细，要尽量减少出血，提高麻醉质量，保证术后护理质量。但对儿童重要功能区的肿瘤仍应慎重。

34. 女性胶质瘤患者经期可以手术吗

因月经期凝血功能低下，血管脆性大，易出血；此时患者的免疫功能低下容易合并感染；此外月经期女性心理不稳定，在手术的刺激下更易出现并发症。因此，除非紧急情况，一般不将手术安排在经期。

35. 胶质瘤手术前要剃光头发吗

胶质瘤手术前要把手术切口区的头发剃掉，充分暴露手术切口，以利于手术和消毒，减少手术感染的机会。但目前对于手术区备皮的面积也是有争议的，多数还是采取剃光全头的方式。

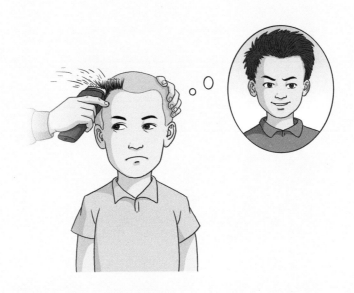

36. 胶质瘤手术需要多久

不需要术中监测的胶质瘤手术，一般3~4小时即可结束；需要进行术中监测的手术，一般手术时间需要增加至少1~2小时。手术的时间还可能与肿瘤的大小、位置深浅有关。功能区的手术往往慢一些，血运丰富的胶质瘤手术也可能要慢一些。

37. 人工硬脑膜是什么东西

部分胶质瘤患者由于术后颅压较高，硬脑膜缝合困难，所以需要人工材料对缺损区进行修补，人工硬脑膜就是一种采用生物产品来修补硬脑膜的替代材料。

38. 胶质瘤能做几次手术

胶质瘤患者术后容易复发，因此胶质瘤复发后如果有手术机会是可以再次进行手术的。手术次数因人而异，有的患者没有手术机会，但有的患者手术机会可能会有几次，这与胶质瘤复发的部位、大小、有无播散转移有关，另外与手术切口的愈合情况以及患者的体质等多项条件也有关。目前，随着放疗、化疗及靶向药物研究的发展，治疗的方法也日趋多样，平均手术次数较前明显减少。

39. 功能区胶质瘤手术风险有多大

功能区胶质瘤手术的风险主要是会产生神经功能损伤。但是，功能区出现胶质瘤如果不及时采取治疗，出现功能缺失是迟早的事。尤其是对于发生在功能区的高级别的胶质瘤，往往病情的发展非常迅速。功能区胶质瘤如果在术中磁共振和功能监测下切除，能减少发生功能区的损伤。当然，术者的手术技术也非常重要。

40. 胶质瘤的治疗国内外有无差异

目前对于胶质瘤的治疗，国内主流的治疗方案与欧美等国家一致，都是在手术的基础上，加行放疗及化疗。过去在化疗方面，由于药物的原因，国内治疗胶质瘤很少使用美国过去常采用的 PCV 方案（丙卡巴肼、洛莫司汀和长春新碱）和 BCNU wafer，常使用的药物为尼莫司汀、卡莫司汀、依托泊苷、替尼泊苷等，但从替莫唑胺成为一线治疗方案后，结合复发后的靶向治疗，治疗程序与国外并无太大差异。

41. 胶质瘤能否全切

对于胶质瘤能否全切的问题，首先要明确胶质瘤的生长特点，对于Ⅰ级的低级别胶质瘤，因为肿瘤边界清楚，如果肿瘤位于非功能区，对于一名优秀的神经外科医生来说有希望做到全切。但对于Ⅱ级或者Ⅱ级以上的恶性胶质瘤，鉴于肿瘤呈侵袭性生长的特点，可能做到的仅是手术显微镜下的全切，从病理角度来说，做到全切非常困难。强行扩大切除有可能会造成神经功能缺失症状，不要固执地要求全切。因此肿瘤的复发很难避免。

42. 胶质瘤患者的病情是不是应该向患者本人隐瞒

从法律上来讲，患者有自己疾病的知情权。但是，胶质瘤的治疗目前还是一项世界难题。虽然有些胶质瘤患者的预后并不太差，但是也有很多胶质瘤患者的病程很短，发展很快，预后也不好。因此胶质瘤患者获悉自己的病情时往往悲观失望，加上治疗会产生沉重的经济压力，一部分患者可能会感到绝望，甚至放弃治疗。但对于部分性格比较开朗，思想比较开明的患者，知晓病情后能正确面对并积极采取措施配合治疗，常会得到不错的治疗效果。如果对患者隐瞒病情，患者不能配合治疗就会影响治疗效果。因此对于是否隐瞒病情，应该根据患者病情的严重程度、患者的性格特点、心理承受能力、家庭经济状况以及其他个人实际情况而定，因人而异。但患者直系亲属必须做到对患者病情的知情。

43. 什么是星形细胞瘤

星形细胞瘤是指以星形胶质细胞组成的肿瘤，是最常见的神经上皮性肿瘤之一。星形细胞瘤除少数为Ⅰ级外，多数病理级别都是Ⅱ级，星形细胞瘤多数呈浸润性生长，在肿瘤切除后多数会复发，部分可恶变为间变星形细胞瘤，也有可能转化为胶质母细胞瘤。

44. 什么是少突细胞瘤

少突细胞瘤起源于少突胶质细胞，大多数少突胶质细胞瘤发生于成人，肿瘤好发于大脑皮质和大脑半球，但也可发生在小脑、脑干、脊髓和软脑膜。肿瘤生长缓慢，无包膜，但与正常脑组织界限清楚，以膨胀性生长为主，很多都有钙化表现，多数少突细胞瘤预后优于星形细胞瘤。

45. 间变性胶质瘤是什么意思

间变性胶质瘤指胶质瘤缺乏分化，核异型性显著，经常可观察到有丝分裂，但少见内皮细胞增生或坏死，故恶性程度介于Ⅱ级与Ⅳ级之间，在 WHO 分级中被定为Ⅲ级。患者预后较差，仅次于胶质母细胞瘤。

46. 什么是胶质母细胞瘤

胶质母细胞瘤是星形细胞瘤中恶性程度最高，生长及复发速度最快，生存时间最短的一类胶质瘤，属于 WHO Ⅳ 级。肿瘤位于皮质下，多数生长于幕上大脑半球的各处。呈浸润性生长，常侵犯几个脑叶，并侵犯深部结构，还可经胼胝体波及对侧大脑半球。发生部位以额叶最多见，其他依次为颞叶、顶叶，少数可见于枕叶、丘脑和基底节等。胶质母细胞瘤可由较低级别的胶质瘤进展而来，称为继发性胶质母细胞瘤，也可发现时即为胶质母细胞瘤，称为原发性胶质母细胞瘤。目前手术联合放疗及替莫唑胺同步辅助化疗为胶质母细胞瘤的一线治疗方案。即便如此，胶质母细胞瘤往往在数月甚至数周内进展或复发，患者预后差，中位总生存期约 12~15 个月。

47. 如何判断胶质瘤属于哪种类型

胶质瘤的最终诊断需要通过手术或活检收集肿瘤组织进行组织、分子病理学检查来确定。该方法虽然准确，但有创、对技术要求较高、耗时久，故临床上常根据磁共振（MRI）、CT、PET/CT 等影像学检查结合患者症状、体征以及医生的临床经验做出初步诊断，故患者应积极与医生沟通，相互配合，按照严谨的流程做出科学准确的诊断。

48. 什么是原发性胶质母细胞瘤

首次发病即诊断为胶质母细胞瘤，先前无较低级别肿瘤的临床证据，即所谓原发性胶质母细胞瘤。原发性胶质母细胞瘤多发生于 55 岁以上的中老年。在病理上常表现为以扩增与过量表达为主。

49. 什么是继发性胶质母细胞瘤

胶质母细胞瘤可以由弥漫性或间变性星形细胞瘤、间变少突 - 星形细胞瘤、少突细胞瘤或间变少突细胞瘤进展而来，即所谓继发性胶质母细胞瘤。继发性胶质母细胞瘤多发生于年龄小于 55 岁的人群，是由低级别胶质瘤发展而来，占胶质母细胞瘤的 5%~10%。WHO Ⅱ 级和 WHO Ⅲ 级胶质瘤发展成胶质母细胞瘤的时间平均为 5 年和 2 年。在分子病理水平上，原发胶质母细胞瘤（5.0%）的 IDH 突变明显低于继发胶质母细胞瘤（84.6%）。

50. 为什么手术后头非常痛

胶质瘤患者术后短期内常会出现头痛，原因包括：①手术切口疼痛；②术中出血进入脑脊液，血性脑脊液刺激脑膜；③术后脑组织水肿导致的颅内压升高；④急性脑积水。这是十分正常的现象，临床均有相应的对症处理手段，只要积极治疗，绝大多数头痛可以得到缓解。

51. 手术后还需要做些什么

科学的胶质瘤术后管理可以预防或提早发现胶质瘤的致命并发症，如继发性癫痫、脑水肿、出血性脑卒中等。术后应积极配合医生的治疗方案，使用药物预防、控制上述并发症，促进伤口恢复。多数患者术后还需行辅助放化疗等治疗进一步消灭肿瘤细胞。出院后定期复查头部增强磁共振（MRI），监测肿瘤进展、复发情况。

52. 胶质瘤手术切口裂开是什么原因

可能原因有：①术后营养不佳，影响切口愈合；②手术止血，切口被电凝烧灼太严重；③患者存在严重糖尿病；④头皮太薄，缝合技术不过关；⑤头皮下积液或头皮感染；⑥复发切口瘢痕愈合欠佳。

53. 有些脑胶质瘤手术后昏迷是什么原因

①肿瘤位于丘脑、脑干等重要功能区，手术损伤重要功能区；②术后患者脑水肿症状明显，颅内压较高，重要功能区受压明显，出现明显的神经功能症状；③术后颅内出血或者大面积脑梗死，发生脑疝，出现继发性脑损伤；④麻醉意外；⑤脑血管意外。

54. 胶质瘤所致癫痫是否可能通过手术达到完全控制

对于多数胶质瘤患者，手术后癫痫症状能够消失，有的患者手术后癫痫症状可减轻，靠药物能够控制，逐渐可能完全消失，但也有极少部分患者手术后癫痫控制得不理想。

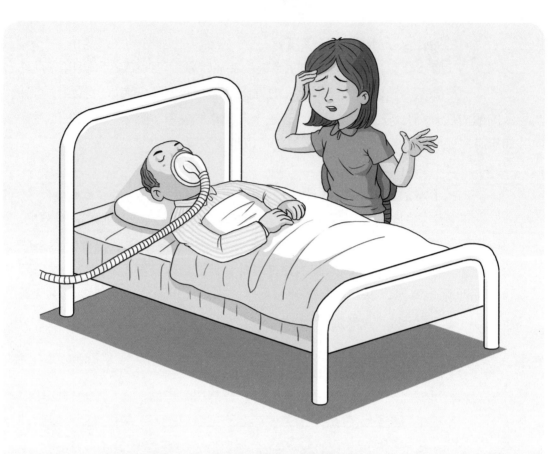

55. 胶质瘤患者术后脑水肿一般如何治疗

胶质瘤术后由于在切除肿瘤后，周围回流静脉受损，导致周围脑组织水肿，手术过度牵拉也可能会引起明显的脑水肿，另外残留的胶质瘤细胞也会分泌某些生物活性物质导致周围组织水肿。胶质瘤患者在术后、放疗后或者化疗期间都会出现不同程度的脑水肿，主要症状就是头痛，除此之外，神经功能缺失也是常见症状。一般采用脱水药物治疗都能得到缓解，常用的药物是甘露醇、呋塞米、甘油果糖、地塞米松、甲强龙等。

56. 胶质瘤术后使用丙戊酸钠副作用较大，能否停药

大脑半球胶质瘤手术后经常使用丙戊酸钠来预防癫痫或者控制癫痫。丙戊酸钠的副作用有血小板减少、脱发、嗜睡、乏力、共济失调、肝脏损害等，偶有恶心、呕吐等胃肠道反应和妇女月经周期改变。如果患者存在癫痫，副作用难以耐受，可以考虑换用奥卡西平、奥拉西坦、拉莫三嗪等药物，如果患者手术前后无癫痫症状，可以考虑逐渐减药，最后停药。

57. 胶质瘤患者术后发热是什么原因

胶质瘤患者术后发热，往往是吸收热。吸收热是由于无菌性坏死物质的吸收而引起的发热，一般表现为在术后三天内无感染条件下体温升高，但低于 38.5℃，三日后可自行恢复。对于三天以上仍然发热的情况，应该考虑有可能是术中血液进入脑脊液中，刺激中枢体温调节系统引起发热。如果腰穿检测脑脊液浑浊，糖含量降低，白细胞数量升高，白细胞与红细胞比例也升高，蛋白量增加，应考虑颅内感染的可能，需要行脑脊液细菌培养明确诊断。另外患者如果长时间意识状态不好，出现发热，还要考虑患者呼吸道感染引起菌血症的可能。

58. 胶质瘤术后多长时间复查一次磁共振合适

对于肿瘤全切的患者，术后 1 年内每 2~3 个月复查一次磁共振；术后 1~3 年内每 6 个月复查一次磁共振；术后超过 3 年，每年需要复查增强磁共振。对于有肿瘤残留或者肿瘤复发的患者建议不超过 3 个月复查一次增强磁共振。如果症状有变化，随时复查增强磁共振。

59. 为什么有的胶质瘤患者术后可能会出现精神症状

部分胶质瘤患者术后可能会出现抑郁、兴奋甚至躁狂等精神症状，这可能与胶质瘤切除的同时伴随与情绪相关的脑组织的损伤有关。这些精神症状多数能够缓解。但也不排除少部分患者难以缓解，与术前相比有可能发生明显的性格改变。

60. 胶质瘤术后患者为什么要做腰穿

胶质瘤手术中难免会有血液进入蛛网膜下腔的脑脊液中，这些血性成分可能会引起患者头痛、发热，甚至是出现颅内感染的诱因，因此通过腰穿把血性脑脊液引流出来，可以缓解患者的头痛和发热，减少颅内感染的风险。

61. 为什么有的胶质瘤患者术后需要腰椎置管引流

胶质瘤术后如果发生了颅内感染，常需要在腰椎放置引流管进行引流，第一可以随着脑脊液不断循环将有细菌的脑脊液引流出椎管，降低颅内和椎管内细菌的数量。第二可以通过引流管将抗生素注射到椎管内起到杀菌的效果。第三还能有效降低颅内压，减轻颅内感染导致的头痛症状。

62. 胶质瘤患者术后当天晚上为什么需要查头颅 CT

手术中，患者在全麻状态下血压偏低，术后患者清醒后疼痛、恐惧或者由于不适烦躁都可能导致血压升高，此时术中止血不十分满意的地方有可能会发生迟发性出血。另外血管损伤可引起脑组织肿胀，导致颅内压增高甚至脑疝。通过复查头颅 CT 可以及时发现问题及时处理，从而尽可能减少手术并发症对患者的伤害。

63. 语言区胶质瘤手术前后为什么要进行语言测试

语言功能区的胶质瘤患者一般会在手术前进行语言测试以明确肿瘤对患者语言的损伤程度，手术后再次进行语言测试，可以辅助评价手术效果。

64. 胶质瘤术后常用的抗癫痫药物有哪些

常用药物包括地西泮、苯巴比妥钠、卡马西平、奥卡西平、丙戊酸钠、托吡酯、拉莫三嗪、左乙拉西坦等。

65. 为什么有的胶质瘤患者手术后发热、头痛、脖子硬、颈背部疼痛

颅脑手术后患者出现头痛、脖子硬、颈背部疼痛，多数是因为术后血性脑脊液刺激颈部神经。如果发生了颅内感染，患者也会出现前述症状，同时还经常伴有发热。随着血性脑脊液的吸收和感染的控制，患者的脖子硬和颈背部疼痛症状可以逐渐缓解。

66. 胶质瘤患者治疗出院后在日常生活中还应注意哪些问题

①树立恢复期的信心，对疾病要有正确的认识。避免因精神因素引起疾病的变化。加强全身支持疗法。多吃高蛋白食物，保证良好的营养。②按时服药，切忌自行停药，尤其是抗癫痫药物。定时门诊随访，了解病情的转归。③术后放射治疗一般在患者出院后 2 周或 1 个月进行。放疗期间定时测血常规，放疗过程中出现全身不适，纳差等症状，及时与放疗医师沟通。④为防肿瘤复发，一般低级别胶质瘤每半年复查头颅增强磁共振，高级别胶质瘤需每 3 个月复查头颅增强磁共振，以便及时了解病情变化。⑤如患者术后出现偏瘫、失

语等并发症，建议尽早做相关康复治疗。⑥做化疗的患者，应定期做血、尿常规及肝、肾功能等检查。

67. 胶质瘤患者术后能不能驾驶机动车

一般不建议胶质瘤患者术后驾车，因为有些胶质瘤患者术前、术后有癫痫症状，有癫痫病史是驾驶机动车辆的禁忌证。也有一部分胶质瘤患者术后没有癫痫症状，但颅脑手术后存在出现癫痫的可能性，所以术后应当尽量避免驾驶机动车辆。

68. 胶质瘤术后，使用钛钉、钛连接片影响磁共振检查吗

钛合金具有良好的机械、抗疲劳性能，在磁共振条件下产生的磁场吸引力较其他金属小，产生热量也很少，一般情况下能够安全地接受磁共振检查。但为了安全起见，对于术中使用了钛钉、钛连接片的胶质瘤患者，复查时还是选择低场强（<1.5T）的磁共振进行检查较安全。

69. 胶质瘤术后头痛症状无明显缓解的原因有哪些

胶质瘤术后短时间内头痛症状可能与头皮切口处疼痛、血性脑脊液刺激硬脑膜、术后脑水肿和颅内感染等引起颅内压升高有关。如果距离手术时间已经较长，术后头痛症状一直没有缓解，应考虑肿瘤切除不完全，减压不彻底，仍存在颅内压较高的情况。

70. 胶质瘤术后头皮下积液的原因

胶质瘤术后头皮下有时会出现积液情况，表现为头皮下有波动感。这是由于头皮与颅骨之间愈合欠佳，在头皮下与颅骨之间形成潜在的囊状间隙，如遇皮下止血欠佳，皮下渗血、渗液或者脑脊液外漏聚集在这一囊腔，形成皮下积液。如果积液情况不能缓解，就容易形成皮下感染，导致体温升高，有时会影响刀口愈合，还可能影响到放化疗的进行。

71. 如何预防胶质瘤术后头皮下积液及出现积液后怎么办

开颅手术时尽量减少剥脱骨膜，缝合硬脑膜时尽量严密缝合，仔细止血，避免术后渗血，皮下止血时尽量避免过度电灼皮下组织，关

颅时注意尽量避免形成囊腔，术后包扎应适当加压。以上措施都能有效预防头皮下积液的产生。如出现积液，量较少时可以自行吸收，如果积液量较大，应穿刺抽吸后加压包扎。如难以加压包扎，可以放置皮下引流管引流并注意预防感染。

72. 胶质瘤拆线后发生手术切口裂开怎么办

由于头皮血运丰富，头部手术切口一般容易愈合，切口裂开的多数原因是营养不良、拆线太早、缝合技术问题，还有就是多次手术后切口瘢痕、止血时烧灼太严重或者切口感染。切口裂开后，应当保持切口清洁，如果明确裂开，距离手术时间又较短，则尽量补缝，如果已经超过2周，一般需要简单清理切口，暴露出新鲜创面后再缝合。

73. 胶质瘤切除后颅内压高时需要去除颅骨吗

胶质瘤切除手术不仅能够去除病灶而且能够降低颅内压，但某些胶质瘤切除后颅内压仍较高，可能需要切除部分非功能区脑组织。但是即使这样做，仍有可能出现术后脑组织水肿导致颅内压升高。术后脑组织水肿严重时可以取出手术区颅骨以降低颅内压。待患者病情稳定后，再行二期颅骨修补。

74. 胶质瘤患者术后能乘坐飞机吗

如果患者术后情况稳定，没有频繁的癫痫大发作情况，是可以乘坐飞机的。

75. 胶质瘤术后抗癫痫药物何时可以减量和停药

抗癫痫药物减量和停药的问题，应该结合术后癫痫控制情况，如果手术前后确实无癫痫发作，可以逐步停用，如1~2个月逐渐减少，最后停用。切忌突然停用，否则可诱发癫痫发作。如果服药后感觉胃痛不适，可以考虑饭后半小时服药。

76. 胶质瘤会复发吗

除某些特殊类型的WHO Ⅰ级胶质瘤外，大多数胶质瘤术后均会复发。但复发时间长短因人而异，主要影响因素为手术切除的程度、

患者年龄与既往健康状况以及肿瘤本身的病理类型等。如：术后联合辅助放疗的
WHO Ⅱ级的弥漫性星形细胞瘤患者平均中位复发时间约为 4 年，而术后联合放疗
及辅助、同步替莫唑胺化疗的胶质母细胞瘤（WHO Ⅳ级）患者平均中位复发时间
约为 2~3 个月。如前所述，该时间受手术及患者本身状况的影响较大，对于特定
的患者，很难准确估计胶质瘤复发、进展何时会发生，需要咨询经验丰富的医生
进行评估。

77. 胶质瘤术后复发怎么办

明确肿瘤复发后，如果复发肿瘤的体积较小，可以先采取化疗看能
否控制肿瘤的生长，并注意复查头颅磁共振了解化疗效果。如果肿
瘤体积已经较大，需考虑是否有手术机会，如果有手术机会，则采取手术为宜，
术后加行化疗，如果有放疗机会还需加行放疗。如果肿瘤体积较大，侵犯到重要
功能区，已经没有了手术机会，但患者一般情况尚好时，应考虑采用化疗进行挽
救，对于部分患者还可以采用靶向治疗，有可能仍有一定的疗效。

78. 胶质瘤会转移吗

胶质瘤一般呈弥漫性生长，通常累及多个脑叶。临床上的脑内转移
指复发胶质瘤不在原位置复发的现象，也可称之为"播散"。胶质瘤
的播散通常有两条路径：①沿脑白质束，如胼胝体、大脑脚、内囊等；②沿脑脊
液播散，如脑室系统，常导致蛛网膜下腔或脑（脊）膜种植。由于血 - 脑脊液屏
障的存在，颅内胶质瘤罕见全身转移。

79. 加强胶质瘤患者的营养会不会导致肿瘤生长速度加快

增加患者的营养不会导致肿瘤生长加快。虽然胶质瘤的生长依赖人
体的营养，但是人的免疫力和体质也是靠正常的营养来维持，如果
采用饥饿的办法来限制肿瘤的生长，不仅会降低人体正常的免疫功能，降低自
身抗肿瘤的能力，还可能使患者由于体质下降，不能耐受正常的治疗。所以通
过限制营养来控制肿瘤的生长是不可取的。当然过度营养导致患者肥胖也是不可
取的。

80. 术后放化疗是否会促进肿瘤复发，甚至使肿瘤恶性程度变得更高

有明确的证据表明，对于侵袭性较强的低级别胶质瘤和高级别胶质瘤而言，合适的术后辅助放化疗可显著延缓患者肿瘤复发、进展的速度，延长无进展生存期，随着分子病理诊断技术以及靶向、免疫、细胞治疗等药物的不断开发，特定类型的高级别胶质瘤患者生存期有望得到进一步延长。但对于侵袭性弱的低级别胶质瘤而言，术后是否需早期放化疗仍存争议，需咨询专业的医师仔细权衡临床获益与副作用之间的利弊，以做出选择。

目前尚无明确的证据表明，胶质瘤的复发、进展与放化疗相关。但理论分析与细胞模型机制研究表明，术后放化疗对肿瘤本身而言似乎是一把双刃剑。一方面，放化疗能够杀灭一定数量残存的肿瘤细胞，抑制肿瘤生长；另一方面，由于胶质瘤本身异质性较高，放化疗为肿瘤提供的恶劣生存环境客观上加速了肿瘤的"克隆选择"过程，从而导致部分胶质瘤产生耐药性。但该理论目前缺乏足够的临床证据支持，尚需进一步研究证实。

81. 胶质瘤患者能够怀孕吗

胶质瘤患者因为要接受手术、放疗和化疗，如果胎儿过多暴露在危险因素下，有可能导致胎儿受到多重不良因素的损伤，最终影响胎儿的正常发育，所以当被诊断为胶质瘤时，应绝对避孕。如为低级别胶质瘤，在综合治疗结束 1 年后，如患者病情稳定，估计短期内不会复发的，体检如无异常，可以考虑怀孕。高级别胶质瘤因为随时都可能会复发，还是以不怀孕为佳。

（二）室管膜瘤

1. 什么是室管膜瘤

室管膜瘤来源于脑室和脊髓中央管内衬的室管膜细胞，它们可发生于神经系统的任何部位。在儿童最常见于颅后窝，在成人中好发于脊髓内。尽管肿瘤表面通常覆盖着室管膜作为边界，但它们也可以具有侵袭性。分类工作仍不断进展，不同部位的室管膜瘤，其遗传基因是不同的，WHO 分类：室管膜瘤

（WHO Ⅱ级）；黏液乳头状型室管膜瘤（WHO Ⅰ级）；室管膜下瘤（WHO Ⅰ级）；间变性室管膜瘤（WHO Ⅲ级）。治疗主要是手术切除辅以术后放疗，此可获得最佳预后，年龄小于三岁者不能放疗。室管膜瘤切除后症状改善明显，但易复发，随着手术次数的增多，治疗效果逐渐下降，但仍有改善，正因如此，患者家属难以做出保守治疗的抉择，尤其对于患者是独生子女的家庭，往往会因此给家庭带来沉重的经济负担。

2. 室管膜瘤是良性肿瘤吗

除了间变性室管膜瘤是恶性肿瘤，颅内室管膜瘤通常为边界清楚的良性肿瘤。病变一般起源于第四脑室底部（60%~70% 位于幕下，均发生于第四脑室附近，占第四脑室区肿瘤的 25%）。儿童的颅后窝室管膜瘤以恶性的间变性室管膜瘤最为常见，沿脑和脊髓播散的风险更大。幕上的室管膜瘤通常为囊性。发生于中枢神经系统之外的室管膜瘤罕见，可出现于纵隔、肺脏或卵巢。尽管室管膜瘤在组织学上没有髓母细胞瘤恶性程度高，但预后更差，因为它们经常侵犯周围组织，导致手术无法完全切除，易复发。

3. 室管膜瘤有什么表现

颅内室管膜瘤大多表现为颅后窝肿瘤引起颅内压升高所造成的症状（源自脑积水）以及脑神经受累症状。颅内压增高引起的症状包括头痛、恶心 / 呕吐、共济失调或眩晕、癫痫发作。慢性脑积水可有正常压力脑积水三联征，由于长期缓慢的脑脊液蓄积，对脑组织的压迫而引起神经功能障碍，表现为步态不稳、痴呆、小便失禁。脑神经受累体征包括：面神经麻痹（面神经膝受累）以及展神经麻痹（展神经核受累）。

4. 室管膜瘤一般发生在什么部位

好发于成人脊髓：约占脊髓胶质瘤的 60%（胸中段以下最常见的原发脊髓内胶质瘤）。少数发生于儿童颅内，约占儿童颅脑肿瘤的 9%。另外，室管膜瘤具有通过脑脊液在神经系统内（包括脊髓）播散的潜能，这一过程称为"种植"，在 11% 的患者中引起所谓的"脱落转移"。肿瘤的级别越高，转移的发生率也越高。全身性转移罕见。

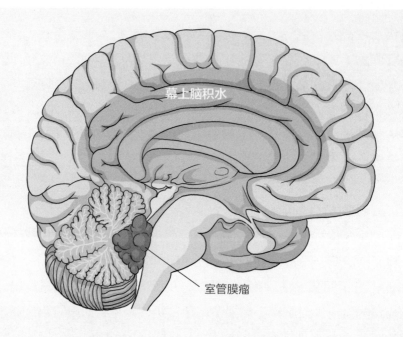

幕上脑积水

室管膜瘤

5. 室管膜瘤会遗传吗

有大量的文献报道了成人和儿童室管膜瘤的核型改变。虽然室管膜瘤有许多种类，但研究证明其肿瘤生长早期会发生某些遗传物质的丢失和增加。但尚无证据表明这种遗传物质的改变可以直接遗传给患者后代。

6. 得了室管膜瘤可以做手术治疗吗

多数室管膜瘤可以通过手术结合术后辅助放疗治愈。手术目的是在不引起神经功能缺损的情况下，最大限度地切除肿瘤（因为手术切除程度是一项影响预后的重要因素）。但有部分患者由于肿瘤广泛侵袭第四脑室底部或肿瘤扩展穿过第四脑室外侧孔，肿瘤可能不能完全切除。另外，术后2周需进行腰椎穿刺寻找"脱落转移灶"。若为阳性，则需进一步治疗。

7. 室管膜瘤患者除了拍片子，还需要做什么检查吗

磁共振（MRI）是最常用的检查方法，行全脑全脊髓平扫和增强扫描有助于发现可能的转移性病灶。通常表现为第四脑室底部的占位病变，常伴梗阻性脑积水。另外可能还需行脊髓造影，即使用水溶性造影剂检查有无"脱落转移"发生；脊髓造影时还可以留取脑脊液进行细胞学检查，用于肿瘤分级。

8. 什么是室管膜瘤的"脱落转移"

室管膜瘤具有通过脑脊液在神经系统内（包括脊髓）播散的潜能，这一过程称为"种植"，在11%的患者中引起所谓的"脱落转移"。肿瘤的级别越高，转移的发生率也越高。全身性转移罕见。

9. 室管膜瘤经手术切除后还会复发吗

虽然室管膜瘤是一种良性肿瘤，但是否复发与是否能够通过手术全切密切相关。若能够全切肿瘤，结合术后放疗，可大大延缓肿瘤的复发时间；若不能全切，WHO Ⅱ级肿瘤常出现原位复发。然而肿瘤复发本身并不致命，室管膜瘤治疗失败最主要的原因是9%~25%的患者出现"脱落转移灶"，这与手术切除的程度无关。

（三）脉络丛肿瘤

1. 什么是脉络丛肿瘤

脉络丛是脑部的解剖结构，位于脑室的一定部位，由软脑膜及其上的血管与室管膜上皮共同构成脉络组织，其中有些部位血管反复分支成丛，连同其表面的软脑膜和室管膜上皮一起突入脑室而形成脉络丛，为产生脑脊液的结构。脑内所有存在脉络丛的部位均可能产生脉络丛肿瘤。脉络丛肿瘤可发生于任何年龄，但多数发生于2岁以下的儿童，这暗示着脉络丛肿瘤似乎是一种先天性疾病。多数脉络丛肿瘤为良性肿瘤，但所有脉络丛肿瘤均可能沿脑脊液发生脱落转移。

2. 脉络丛肿瘤是良性肿瘤吗

多数脉络丛肿瘤为良性肿瘤，称为脉络丛乳头状瘤（CPP），WHO Ⅰ级，生长缓慢；少数为中间型或恶性（脉络丛癌，WHO Ⅲ级）。部分良性脉络丛乳头状瘤可向恶性进展。但所有脉络丛肿瘤均有可能发生脑脊液脱落转移。

3. 脉络丛肿瘤有什么表现

主要为颅内高压表现，包括：头痛、头晕、恶心、呕吐、头围增大（儿童）等。其他症状可能有：癫痫发作、蛛网膜下腔出血或局灶性神经功能缺损，如偏瘫、感觉障碍或第Ⅲ、Ⅳ、Ⅵ脑神经麻痹等。

4. 怀疑得了脉络丛肿瘤，该做哪些检查

常需进行头部增强或非增强 CT/MRI 检查。可观察到脑室内高密度、多个分叶的占位性病变，常合并脑积水。

5. 手术能治好脉络丛肿瘤吗

无论良性还是恶性脉络丛肿瘤均需行手术治疗，且手术疗效较好，患者 5 年生存率可达 84%。但脉络丛肿瘤本身质脆且容易出血，故手术难度较大。另外，部分患者除切除肿瘤本身外，可能还需进行硬膜下隙腹腔分流术，以引流硬膜下隙积液。脉络丛肿瘤有复发可能，鉴于手术的疗效较好，复发后仍建议行第二次或第三次手术切除治疗。

6. 只吃药能治好脉络丛肿瘤吗

脉络丛肿瘤多为良性肿瘤，目前没有证据表明化疗或放疗对良性肿瘤有治疗作用。化疗只对部分脉络丛癌有治疗作用。目前针对脉络丛肿瘤开发的靶向治疗或免疫治疗药物也较少，手术仍是脉络丛肿瘤的一线治疗方案。

7. 脉络丛肿瘤切除后，还会复发吗

任何脉络丛肿瘤均有复发可能。良性的脉络丛乳头状瘤（WHO Ⅰ级）复发概率较低，脉络丛癌复发概率较高。复发时间长短主要取决于肿瘤本身病理类型和级别。

（张伟）

三、脑膜瘤

---------------------------------- （一）脑膜瘤的基础 ----------------------------------

1. 什么是脑膜瘤

脑膜瘤是常见的中枢神经系统肿瘤之一，发病率仅次于胶质瘤，占颅内肿瘤的 20%~30%。好发年龄为 20~40 岁，其中女性多见，男女比例约为 1:2。脑膜瘤是来源于蛛网膜帽状细胞的衍生物，也可发生于任何存在蛛网膜细胞的部位，如脑与颅骨之间、脑室内及脊髓全程。

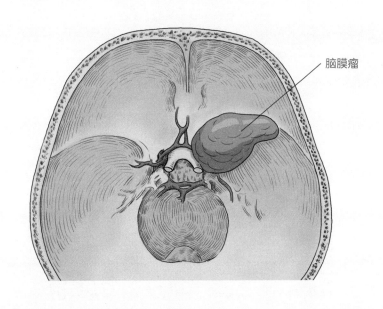

脑膜瘤

2. 脑膜瘤好发于颅内哪些位置

为了便于理解，我们用鸡蛋做个比喻，如果把鸡蛋壳比做颅骨，打开鸡蛋壳里边那层软膜就像脑膜，我们人的脑膜有三层，这三层包括硬脑膜、蛛网膜、软脑膜，每一层脑膜都很薄。脑膜瘤就是起源于蛛网膜的帽状细胞，所以它发生在蛛网膜分布比较集中的区域。脑膜瘤多好发于：①矢状窦旁；②大脑凸面；③鞍结节旁；④筛板嗅沟；⑤海绵窦；⑥桥小脑区；⑦小脑幕等。

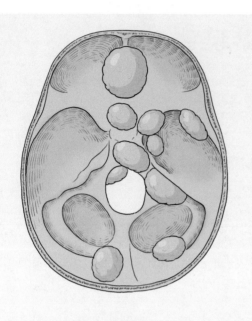
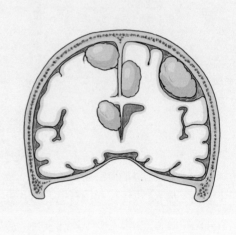

3. 脑膜瘤是良性还是恶性肿瘤

脑膜瘤绝大多数是生长缓慢的、边界清楚的良性肿瘤。脑膜瘤从生长到开始出现早期症状平均需要 2.5 年，少数患者可达 6 年之久。肿瘤增大 1 倍的时间平均需要 21.6 年。部分脑膜瘤可为恶性，甚至发生远处转移，但是概率较低，约占 10%~15%。

4. 脑膜瘤的 WHO 分级

按照 WHO（2016）中枢神经细胞瘤组织学分类，结合肿瘤生物学行为，脑膜瘤分为 3 级：①Ⅰ级：普通型，包括混合型、纤维型和砂粒体型等 9 种亚型，属良性，约占脑膜瘤的 70%；②Ⅱ级：中间型，包括非典型型、脊索瘤型和透明细胞型，有复发倾向，约占脑膜瘤的 20%；③Ⅲ级：间变型、乳头型和横纹肌样型，属恶性，约占 10%。

5. 脑膜瘤的发病机制是什么

脑膜瘤的发病机制目前尚不完全清楚。可能有如下因素加快了脑膜瘤的细胞分裂速度，从而导致肿瘤发生。

（1）颅脑外伤：外伤可引起脑膜的损伤，刺激局部细胞的病态生长，引起肉芽肿反应，一部分患者会因此引发脑膜瘤。

（2）电离辐射：放射治疗是临床中重要的治疗方式，但在放射治疗时，电离辐射的暴露却是导致脑膜瘤发生的主要危害之一，尤其是幼年时就开始接受放射治疗的人群。有研究表明，放射治疗时间越长、剂量越大，脑膜瘤的发生率就越高。头颅 CT 扫描是神经外科最常用的检查手段之一，但过度、频繁的 CT 检查可能导致脑膜瘤的发生。

（3）化学因素：一些相关的动物实验证实，多环芳香碳氢化合物和硝酸化合物都可以诱发中枢神经系统肿瘤，其中包括脑膜瘤。

（4）病毒：病毒植入细胞的染色体上，使染色体基因发生改变，使细胞原有的增殖特性发生改变，从而导致了肿瘤的发生。

（5）遗传因素：目前认为 *NF2* 基因突变或缺失使调控细胞生长和运动的蛋白产物表达降低，从而诱发脑膜瘤的发生。

6. 脑膜瘤是怎么危害大脑的

脑膜瘤可以通过肿瘤占位效应对邻近的脑组织产生压迫、刺激和破坏的作用。具体的危害程度取决于脑膜瘤的位置、体积及恶性程度。脑膜瘤往往还会合并肿瘤周围脑组织水肿，进一步扩大肿瘤占位效应，挤压或侵犯脑组织、神经及血管等组织从而导致相应的临床症状。

（二）脑膜瘤的临床表现

1. 脑膜瘤常见的临床表现有哪些

脑组织、神经及血管受到脑膜瘤占位、挤压以及侵袭可能会产生如下症状和体征：

（1）颅内占位效应导致颅内高压，产生诸如头痛、头晕、呕吐和视神经乳头水肿等不适。

（2）刺激大脑异常放电导致癫痫发作及精神障碍等。

（3）破坏脑组织、脑神经功能导致神经功能的缺失，如肢体活动障碍、语言障碍、视野缺损及嗅觉丧失等。

（4）脑膜瘤可导致邻近颅骨骨质变薄，甚至穿破至帽状腱膜层，在头皮内形成突起。

2. 脑膜瘤的病程有多长

脑膜瘤有良性、恶性之别，良性脑膜瘤生长慢，病程长，其出现早期症状的时间平均约为 2.5 年，病程长者可达 6 年之久。一般来讲，良性肿瘤平均年增长体积约为 3.6%。

3. 视力下降和嗅觉丧失是否应该怀疑有脑膜瘤存在

前颅底脑膜瘤逐渐增大，可引起同侧视神经萎缩，对侧视神经水肿，导致双侧视力下降，发生于嗅沟的脑膜瘤还可以导致嗅觉减退，甚至嗅觉丧失。所以，视力下降和嗅觉丧失应高度怀疑前颅底脑膜瘤的存在。

4. 脑膜瘤的哪些症状容易被忽视

有的脑膜瘤患者出现共济失调、耳鸣、颈部疼痛等，这些症状由于不典型并且易与其他疾病如颈椎病、精神障碍、垂体瘤、耳源性疾病等混淆，因此很容易造成误诊。

5. 脑膜瘤患者怎么控制恶心及呕吐

恶心、呕吐应首先考虑颅内压增高症状，术前颅内压增高应尽早行手术治疗及辅助脱水降颅压治疗；术后颅内压增高应积极脱水降低脑水肿，并通过头颅 CT 检查排除术后出血及恶性缺血等改变；非颅内压增高情况，可根据情况予以对症治疗，如高血压等情况。

6. 脑膜瘤能恢复好吗

脑膜瘤中良性为多见，预后往往较中枢神经系统恶性肿瘤好。据相关文献报道脑膜瘤患者的 5 年生存率为 91.3%，术后 10 年生存率为 43%~78%。手术后死亡的原因主要是未能全切肿瘤。影响脑膜瘤预后的因素也是多方面的，如肿瘤的大小、肿瘤生长部位、肿瘤恶性程度、手术切除程度等。

7. 脑膜瘤应该做哪些相关的检查

除了入院及术前常规检查外，脑膜瘤患者还需完善以下检查：

（1）磁共振：明确脑膜瘤的位置、大小、血供情况，肿瘤与周围组织和神经的关系。①良性脑膜瘤 T_1WI、T_2WI 上多为等密度信号，可因含钙化成分而呈现不均匀信号，肿瘤周围脑组织可见不同程度水肿；增强扫描绝大多数瘤体呈明显均匀强化；MRS 序列多为高胆碱峰。②非典型性及恶性脑膜瘤除具有典型脑膜瘤表现外还具有下列特点：信号不均匀较良性脑膜瘤多见；形态多不规则；肿瘤包膜不完整；硬膜尾征不规则。

（2）CT：在显示肿瘤钙化、出血及颅骨受累方面具有独到之处。注射造影剂后，呈均匀明显的强化，病变显示更为明显，可以见到脑膜尾征，肿瘤周围可有不同程度的脑组织水肿带。

（3）血管造影：对某些脑膜瘤，脑血管造影仍是必要的。尤其是深部脑膜瘤，它的血液供应是多渠道的，只有通过脑血管造影，才能够了解肿瘤的供血来源、供瘤血管密集程度和邻近重要血管分布情况，这些对制订手术计划、研究手术入路与手术方法都有重要价值。如果能做选择性的颈外动脉、颈内动脉及椎动脉造影，则血管改变征象更为清晰而明确。因此，手术前进行脑血管造影检查还是很有必要的。

8. 脑膜瘤如何诊断

脑膜瘤缺乏特异性的临床症状和体征，其诊断主要依靠影像学检查：

（1）形态学：即影像学上肿瘤的外形、部位以及其占位效应。

（2）影像学：肿瘤在 CT 的密度、MRI 的信号强度以及增强后的表现。

（3）其他发现：如颅骨受累、钙化，血管扩张受压，确认供血动脉和引流静脉。

肿瘤边界一般清楚，肿瘤形状呈圆形或类圆形。经静脉注射造影剂增强后呈均匀一致、明显强化。

9. 脑膜瘤应该与哪些疾病鉴别

脑膜瘤的鉴别与肿瘤的位置有关，例如：

（1）位于大脑半球的脑膜瘤，重点需要与胶质瘤和转移瘤进行鉴别。

（2）位于鞍区的脑膜瘤，重点需要与垂体瘤和颅咽管瘤等疾病进行鉴别。

（3）位于后颅窝的脑膜瘤，一般需要和听神经瘤、表皮样囊肿等疾病进行鉴别。

临床上除了通过肿瘤所致症状和体征进行大致的排查，更重要的是需要进行神经影像学的检查，特别是增强的磁共振检查，这对于病变的鉴别诊断有决定性意义。如果我们通过磁共振检查发现患者的病变位于颅内脑外，与正常脑组织有一定的边界，特别是发现硬脑膜尾征，一般就可以考虑脑膜瘤的诊断。

10. 脑膜瘤会侵犯颅骨吗

脑膜瘤常常侵犯邻近的颅骨，并可出现骨质增生和破坏两种病理变化，其中以骨质增生多见，骨质破坏相对少见。治疗依旧是手术切除为主，对于受累颅骨，术中用磨钻将骨质被肿瘤侵蚀或增生的部分磨除，整形之后再将原骨瓣还纳，如骨瓣侵蚀较严重，无法将原骨瓣还纳时，可应用人工修补材料，如钛网修补颅骨缺损。

11. 脑膜瘤会不会转移

脑膜瘤也会发生转移，但非常少见。转移分为颅内种植转移及颅外转移。脑膜瘤颅外转移罕见，文献中均为个案报道。转移途径有血行转移和脑脊液种植转移，最常见的转移部位是肺，其次是肝和颈部淋巴结等。脑膜瘤转移多预后不良。有的转移脑膜瘤形态学良性或分化良好，称为"良性转移性脑膜瘤"。

12. 脑膜瘤为什么会存在瘤周水肿的现象

临床上大约有 60% 的脑膜瘤患者伴发肿瘤周围脑组织水肿。瘤周水肿的发病机制复杂，可能是血 - 脑脊液屏障、瘤脑界面功能或形态破坏所致。瘤周水肿的发生与肿瘤位置、病理类型、WHO 分级关系密切，而与患者的性别、年龄等因素无关。发生于后颅窝、小脑幕的脑膜瘤较其他部位的瘤周水肿发生率低、程度轻，可能因其生长空间较大，能够缓解肿瘤对脑组织或血管的压迫，同时周围脑池结构对致水肿物质吸收转化使水肿的发生减少。

13. 脑膜瘤的分级及治疗原则

脑膜瘤分三级，Ⅰ级是良性，Ⅱ级属于交界性，Ⅲ级属于恶性脑膜瘤。Ⅲ级脑膜瘤有乳头型、横纹肌型和间变型三种。手术切除仍然是恶性脑膜瘤的首选治疗，术后辅以放疗。即使复发，只要患者条件许可，仍可再次手术。

14. 儿童脑膜瘤和成人脑膜瘤的区别

成人脑膜瘤多为良性，肉瘤样变少见，而儿童颅内恶性脑膜瘤较成人多见。成人脑膜瘤好发于大脑凸面或矢状窦旁，而在儿童期脑膜瘤多位于侧脑室三角区和后颅凹，多合并有神经纤维瘤病；儿童脑膜瘤内皮型和血管内皮细胞型多见，成人脑膜瘤以纤维型和沙砾型多见；儿童患者肿瘤常生长较快，就诊时肿瘤可生长巨大，成人脑膜瘤多生长缓慢，病程较长；成人脑膜瘤多与硬脑膜有粘连，儿童脑膜瘤较少与硬脑膜粘连；成人脑膜瘤囊变和出血少见，钙化多见，而儿童脑膜瘤钙化少见，囊变和出血多见；儿童脑膜瘤术后的复发率较成人高。

（三）脑膜瘤的类型

1. 什么是凸面脑膜瘤

大脑凸面脑膜瘤是指大脑半球外侧面上的脑膜瘤，主要包括大脑半球额、顶、枕、颞各叶的脑膜瘤和外侧裂部位脑膜瘤，在肿瘤和矢状窦之间有正常脑组织。临床可能仅表现为癫痫症状，易被忽略。可有三种类型：①脑膜瘤主要侵蚀颅骨向外生长，骨膜也受累，而对大脑半球表面的压迫和粘连较轻。②脑膜瘤主要长入颅腔内，肿瘤与脑膜紧密粘连，血供主要来源于硬脑膜。脑皮质被压凹陷，形成深入的肿瘤窝。肿瘤与肿瘤窝粘连很紧，脑实质血管也可有动脉供应之。相应的颅骨部分则有刺激性增生变化（内生性骨疣）。③脑膜瘤长入脑实质，硬脑膜上的基底局限，而在脑内的肿瘤结节则较大，血供主要来自脑内，这种类型的脑膜瘤手术时切记不能过多地损伤脑组织。

2. 什么是钙化性脑膜瘤

钙化性脑膜瘤是指在 CT 平扫上肿瘤有高密度影，CT 值超过 80Hu 的脑膜瘤，主要化学成分为羟基磷灰石，钙化率一般 3%~18%，而侵犯颅骨的完全钙化性脑膜瘤较为少见。目前主流观点认为脑膜瘤中的基质囊泡可能为砂砾体的成核点，当瘤细胞质膜芽生并分离出许多小泡于细胞外时，小泡内含有高水平的碱性磷酸酶被释放出来，在碱性磷酸酶和胶原纤维的共同作用和调控下，含磷酸八钙的矿化小球逐渐沉淀在胶原纤维上，并缓慢水解为羟基磷灰石晶体，随着矿化的发展，胶原纤维也发生矿化，最终形成钙化团块。

3. 什么是鞍区脑膜瘤

成人鞍区脑膜瘤的发病率大于儿童，而在成人中，女性发病率高于男性。鞍区脑膜瘤病程一般较长，可能和肿瘤生长速度缓慢有关；最常见的症状为视觉改变，包括进行性单侧、双侧视力下降及视野缺损，原因可能是肿瘤的机械挤压使视神经、视交叉直接受损，也可能由于慢性颅内压增高导致视神经乳头水肿从而引起视神经损伤。

4. 什么是儿童脑膜瘤

脑膜瘤发生在儿童和青春期患者中非常少见，儿童和青春期脑膜瘤占未成年人中枢神经系统肿瘤的 2%。这类脑膜瘤常发生在颅底、脑室等非大脑凸面区域，病理级别常为 WHO Ⅱ~Ⅲ级，且常合并神经纤维瘤病，治疗同成人脑膜瘤治疗方式；儿童和青春期脑膜瘤临床少见，全切除是改善预后的重要手段；术后是否进行放疗根据肿瘤切除程度及肿瘤级别进行选择。

5. 什么是囊性脑膜瘤

脑膜瘤是颅内较常见的良性肿瘤之一，囊性脑膜瘤则较少见，占颅内脑膜瘤 1.6%~11.7%。囊性脑膜瘤因囊性成分的存在，导致其影像学的多样性，有时很难与胶质瘤及转移瘤等相鉴别。手术切除是囊性脑膜瘤最主要的治疗手段，但术中对囊壁的处理目前仍存在较多的争议。通常其治疗方式是根据肿瘤位置设计手术入路。在确保安全情况下尽量切除囊壁，囊肿较大者抽出囊液减压后再切除病变。术后根据病理检查结果及手术切除情况决定是否放疗。

6. 什么是颅后窝脑膜瘤

根据肿瘤在硬脑膜上的附着部位，颅后窝脑膜瘤分为小脑幕脑膜瘤（占30%），小脑半球脑膜瘤（占10%），岩骨后面脑膜瘤（占45%），斜坡脑膜瘤（占11%）和枕大孔脑膜瘤（占4%）。文献报道颅后窝脑膜瘤中以岩骨后面脑膜瘤多见。与幕上颅腔相比，在相对狭小的后颅窝中容纳着维持重要生命功能的神经中枢，应予以足够重视。

7. 什么是矢状窦旁和大脑镰旁脑膜瘤

矢状窦旁脑膜瘤基底部在矢状窦旁，大脑镰旁脑膜瘤的基底粘连部位在大脑镰，按照肿瘤的起源部位分为矢状窦前、中、后 1/3 脑膜瘤。肿瘤常常累及矢状窦及大脑镰两个部位，手术常涉及矢状窦的保护。

8. 什么是蝶骨嵴脑膜瘤

脑膜瘤起源于蝶骨嵴表面的脑膜，按照其基底部粘连部位分为三种：蝶骨嵴内 1/3（床突型）、蝶骨嵴中 1/3（小翼型）、蝶骨嵴外 1/3（大翼型），形态上有球形和片状生长。

9. 什么是嗅沟和前颅窝底脑膜瘤

肿瘤与硬脑膜的粘连部位在前颅窝底，嗅沟脑膜瘤自筛板及其后方的硬膜长出，前颅窝底脑膜瘤自筛板外侧的眶顶处的硬膜长出。

10. 什么是颅中窝脑膜瘤和鞍旁脑膜瘤

按照肿瘤与脑膜粘连部位分为四种：鞍旁脑膜瘤、眶上裂脑膜瘤、岩尖脑膜瘤和颅中窝外侧脑膜瘤；前三种也合称为鞍旁脑膜瘤。

11. 什么是非典型脑膜瘤

非典型脑膜瘤是一种发病率相对较低的脑膜瘤类型，具有一定的侵袭性且术后复发率较高。其具体发病机制尚不明确，但具有一定的病理及影像学特点。目前，其主要的治疗方式仍为手术治疗，术后辅助放疗的疗效及具体方案仍存在争议，药物治疗的研究相对较少。

（四）脑膜瘤的治疗

1. 脑膜瘤的治疗历史

对脑膜瘤最早的描述仅限于尸检结果。最早的文献是由瑞士巴塞尔大学的教授所编写的。1743 年，德国外科医生 Heister 对 1 例脑膜瘤患者进行手术治疗，患者术后因感染死亡。直到 1835 年，意大利外科医生 Zanobi Pecchioli

成功完成首例脑膜瘤切除手术，并强调脑膜瘤手术中的一个重要步骤——切除与肿瘤相关的硬脑膜，以防止肿瘤复发。"脑膜瘤之父"Harvey Cushing 在脑膜瘤手术中的重要性广为人知，他在 1910 年对 1 例脑膜瘤患者实施多阶段手术，患者术后健康存活 17 年。电凝的使用成功将脑膜瘤手术患者的死亡率从 27.2% 降低到 8.9%。1922 年，Harvey Cushing 首次引入脑膜瘤一词，并且用于定义该肿瘤的组织病理学名称。

2. 脑膜瘤治疗方式有哪些

脑膜瘤通常的治疗方式是手术切除和放疗，其中，手术是当前的主要治疗方式，因其比较安全且可最大程度地切除肿瘤。化疗、激素治疗和免疫治疗效果甚微。

（1）手术治疗：对于正在增长以及已经诱发相应临床症状的肿瘤通常采取手术切除的方式。肿瘤能否完全切除受多种因素影响，包括肿瘤部位，是否累及附近的硬脑膜静脉窦、动脉、脑神经和周围重要功能区，及其他影响手术和麻醉安全性的因素。这些均会影响能否进行手术、手术方法和切除范围。

（2）放射治疗：对于不能手术切除的脑膜瘤，放疗是主要治疗方法。同时，放疗也可作为脑膜瘤术后残留和复发的辅助治疗，或作为不愿或无法接受手术且具有脑膜瘤典型影像特征的患者的主要治疗方法。

3. 脑膜瘤中医治疗有效吗

中医理论认为颅脑肿瘤是指因痰浊凝结、气血瘀滞于脑部从而赘生形成肿块，可针对颅脑肿瘤引起的临床症状进行辨证治疗，例如对于头痛而胀、发热呕吐、口苦口渴、肢体抽搐、舌质红、苔黄、脉弦数的患者多采用清热解毒的方法；对于头痛如针刺、痛有定处、健忘、眩晕、少寐多梦、舌瘀点暗红、脉弦涩的患者多采用化瘀通脑的方法等。然而，中医治疗对于控制颅脑肿瘤继续发展、缩小肿瘤体积、降低肿瘤对周围脑组织侵袭等效果并不确切，目前临床上暂未发现仅凭中医治疗方式治愈脑膜瘤的成功案例。

4. 脑膜瘤患者可以进行伽马刀治疗吗

伽马刀是一种治疗脑瘤的新兴手段，定位准、误差小，在临床中应用越来越广泛。伽马刀放射源是钴-60，实质上属于一种放射治疗方法，因此也会出现一些放疗副作用，患者应正确认识。①伽马刀属于放疗的一种，在放疗中或放疗后会出现一些放射反应，如头晕、一过性头痛、恶心呕吐、乏力，白细胞减少等，一般经对症治疗可恢复。②伽马刀射线会穿透人体正常组织，剂量小基本上不会对人体正常组织造成损伤，如应用不当，照射剂量大，可能灼伤照射组织，灼伤后组织瘢痕化并不断收缩、僵化，无法自我修复，会持续进展，引起周边未灼伤组织的相应反应。③少数患者在治疗后的 3~18 个月内，可能出现放射性脑水肿或坏死等并发症。因此一旦伽马刀治疗后症状加重或出现新的症状，应及时复诊。④伽马刀不能杀死隐藏在死角内的隐蔽肿瘤，不能彻底杀死肿瘤细胞，对于大脑重要功能区如丘脑、脑干等部位的肿瘤治疗效果相对较差，术后应配合其他治疗方法，巩固疗效，预防复发和转移。

5. 伽马刀治疗脑膜瘤为什么会得到认可

伽马刀治疗脑膜瘤的疗效需要比较长的时间才能体现出来，特别是与外科手术疗效相比，伽马刀放射治疗不像外科手术那样可以马上切除病变组织，需要较长的时间才能把治疗效果体现出来。因此，对于一些症状比较急迫的脑膜瘤患者来说，伽马刀治疗并不是明智的选择，有的甚至会因为只相信伽马刀治疗而导致不可逆的双目失明等严重后果。从临床经验来看，伽马刀对良性脑膜瘤的疗效确实很好，良性脑膜瘤伽马刀治疗后 5 年肿瘤生长控制率达91%~97%。少部分恶性肿瘤在伽马刀治疗后可结合化疗以提高治疗效果。伽马刀针对有形病灶，能起到一定的作用。因此，对于一部分恶性脑膜瘤患者，可以结合伽马刀治疗以缓解症状，减轻痛苦。

6. 什么情况的脑膜瘤适合伽马刀治疗

伽马刀放射在治疗脑膜瘤中得到广泛应用。伽马刀采用立体定向技术将高能射线集中照射靶区，达到治疗目的，不需要开刀，不需要全身麻醉，在治疗过程中患者保持清醒，甚至可以饮食，因而没有任何痛苦。脑膜瘤是起源于脑膜及脑膜间隙的衍生物。采取伽马刀治疗主要目的是控制肿瘤的生长，它的主要治疗依据有：①脑膜瘤为良性肿瘤，生长缓慢，可以用较低剂量治疗，有足够的时间让肿瘤缓慢坏死；②脑膜瘤依靠影像多能做出诊断，多数并不需要病理学检验；③脑膜瘤易于在 CT 或 MRI 上显影且边界清晰，便于进行剂量计算，并可有效保护周边组织；④老年人发病率较高，不适宜手术治疗。

7. 脑膜瘤综合治疗是什么

（1）手术：脑膜瘤是一种潜在可治愈性肿瘤，外科手术可治愈大多数凸面脑膜瘤。影响手术类型的因素包括肿瘤部位、术前脑神经损伤情况（后颅凹脑膜瘤）、血管结构、侵袭静脉窦和包裹动脉情况。如患者无症状且切除全部肿瘤有产生难以接受的功能丧失的危险，应选择部分切除。对大脑凸面的脑膜瘤，力争全切肿瘤并要切除受累硬膜以减少复发机会。蝶骨翼内侧、眶、矢状窦、脑室、脑桥小脑角、视神经鞘或斜坡的脑膜瘤可能难以完全切除。对海绵窦脑膜瘤，要考虑到有损伤脑神经和颈内动脉的风险，外科治疗要求高，一般采取伽马刀治疗。手术能逆转大多数神经系统缺失体征。

（2）立体定向放射外科：包括伽马刀、X线刀和粒子刀。适用于术后肿瘤残留或复发、颅底和海绵窦内肿瘤，以肿瘤最大直径≤3cm为宜。伽马刀治疗后4年肿瘤控制率为89%。优点是安全、无手术风险，但是长期疗效还有待观察。

（3）栓塞疗法：包括物理性栓塞和化学性栓塞两种，前者阻塞肿瘤供血动脉促使血栓形成，后者则作用于血管壁内皮细胞，诱发血栓形成，从而达到减少脑膜瘤血供的目的。两法均可作为术前的辅助疗法，且只限于颈外动脉供血为主的脑膜瘤。

（4）放射治疗：可作为血供丰富的脑膜瘤术前的辅助治疗，适用于：①肿瘤的供血动脉分支不呈放射状，而是在瘤内有许多小螺旋状或粗糙的不规则的分支；②肿瘤以脑实质动脉供血为主；③肿瘤局部骨质破坏而无骨质增生。术前放射剂量一般为每疗程40Gy，手术在照射对头皮的影响消退后即可施行。作为恶性脑膜瘤和非典型脑膜瘤术后的辅助治疗可延缓复发。

（五）脑膜瘤的手术

1. 脑膜瘤术前注意事项

（1）饮食准备：手术前几天，没必要大鱼大肉地进补，吃清淡一些的食物，可以喝些鱼汤、鸡汤，补充营养。术前开始禁食也不需要太紧张，对于病程长、体质弱的患者在必要时医生会给予静脉输入白蛋白、脂肪乳剂和复方氨基酸等，增强患者的营养和抵抗力。

（2）治疗准备：对很多有明显症状的脑瘤患者，医生会采取脱水降颅压治疗，这样可以缓解头痛、呕吐症状，争取治疗时间。头痛的患者需要卧床休息，严重头痛的患者应该严格卧床休息，安置患者合适的体位，床头抬高15°~30°，利于颅内静脉血液回流，减轻脑水肿。

（3）术前准备：术前禁食水8~12小时，术前晚洗头，术晨剃发，剃净头发后用70%酒精脱脂后戴上无菌手术帽，留置导尿，术前30分钟肌内注射阿托品0.5mg，苯巴比妥钠0.1g，术前充分备血。

（4）心理准备：患者家属要配合医生做好患者的心理调整工作，告知患者手术只是一种治疗手段，不要太过紧张害怕，要树立起积极乐观的态度，从容面对。

2. 脑膜瘤手术该如何进行

脑膜瘤手术需要结合肿瘤的位置、体积大小有针对性地安排手术治疗。

（1）如果瘤体比较小，可以针对性地进行微创手术，如经眉弓切除前颅底的小脑膜瘤，经鼻蝶内镜入路切除鞍区脑膜瘤等。

（2）如果肿瘤比较大，位置也不好，建议开颅手术，应用导航技术进行深部肿瘤手术，安全度、成功率也非常高。

（3）根据肿瘤的部位，侧卧位、仰卧位都是比较常用的体位，受肿瘤侵蚀的硬脑膜也应该去除，必要时去除受脑膜瘤侵袭的颅骨，以防止术后复发。

3. 脑膜瘤的手术治疗原则

脑膜瘤的手术原则是争取完全切除，并切除受肿瘤侵犯的脑膜与骨质，以期治愈。脑膜瘤是脑实质外生长的肿瘤，大多属良性，如能早期诊断，在肿瘤尚未造成周围脑组织与重要脑神经、血管损害之前手术，应能达到全切除的目的。但有一部分晚期肿瘤，尤其是深部脑膜瘤，肿瘤巨大，与神经、血管、脑干及下丘脑粘连紧密，或与神经、血管包裹而不易分离，这种情况下，不可勉强全切除，以免加重脑神经损伤以及引起术中大出血、术后血肿，甚至导致患者死亡或严重致残。这种情况适合进行肿瘤次全切除，缩小肿瘤体积，以减少肿瘤对脑的压迫，缓解颅内压，保护视力，或以分期手术的方法处理。对确属无法手术切除的晚期肿瘤，行瘤组织活检，或仅做减压性手术，以延长生命。恶性者术后可辅以放疗。

4. 脑膜瘤可以通过微创手术治疗吗

可以。传统的开颅手术是在裸眼条件下完成，术中出血容易造成视野模糊，影响肿瘤的充分切除，且仅能使用整块切除的方式，对患者创伤较大，且会对中央沟静脉、功能区皮层产生损伤，不利于患者术后恢复。显微手术技术的不断进展，为脑膜瘤的手术提供了新途径。由于矢状窦旁及大脑镰旁脑膜瘤部位的特殊性，和上矢状窦、下矢状窦、引流静脉等之间有密切联系，手术的操作范围相对较狭窄，而借助改善术区照明、局部结构放大等优点实施手术可最大限度地提高肿瘤切除效果，且安全性较好。

5. 脑膜瘤手术切除风险大吗

脑膜瘤手术风险的影响因素有很多。年轻、术前伴随疾病少、肿瘤体积小、瘤周水肿轻、手术时间短、肿瘤位置表浅的患者手术效果比较好；年龄大、身体状况差、肿瘤体积大、瘤周水肿严重、肿瘤位置深、肿瘤基底的硬膜范围广、肿瘤血供丰富以及复发性的脑膜瘤患者手术风险相对较高。一般来说，大脑半球凸面，前 1/3 矢状窦旁、大脑镰旁、脑室内和脑室旁的脑膜瘤手术效果比较好，而鞍结节和桥小脑角的脑膜瘤，风险相对较高。

6. 脑膜瘤能切除干净吗

根据脑膜瘤生长部位不同，肿瘤侵犯的部位以及脑内间隙的大小，脑膜瘤切除程度不一。切除程度可分为以下几类：

（1）肉眼全切肿瘤及其附着的硬脑膜、受侵犯颅骨和肿瘤起源的静脉窦。

（2）肉眼全切肿瘤及可见的扩展瘤组织，电凝附着硬脑膜。

（3）全切硬脑膜内的肿瘤，电凝硬脑膜，硬膜外的浸润不做处理。

（4）部分切除肿瘤。

（5）只做减压术和 / 或活检。

7. 为什么颅后窝脑膜瘤要行术中神经电生理监测

颅后窝脑膜瘤术中需要神经电生理监测可有以下几种原因：

（1）协助手术医师定位脑皮质功能和鉴别不明确的组织。

（2）向手术医师提供神经电生理监测的实时结果，使术者明确正在进行的操作是否会造成神经损伤。

（3）协助手术医师鉴别神经受损害的部位、节段，并检查是否还具有功能。

（4）及早发现和辨明由于手术造成的神经损害，并迅速纠正损害原因，避免造成永久性的神经损害。

（5）及早发现患者在术中的系统性变化，如缺氧或低血压等变化。

（6）在心理上给患者和家属一种安全感。

8. 脑膜瘤术中去除颅骨及术后修补问题

脑膜瘤手术中，如发现患者脑膜瘤侵犯颅骨较重需去除受侵犯的颅骨，或术中出现恶性颅内高压也需去骨瓣减压。这种情况需术后修补缺损颅骨。修补一般在术后病情稳定3~6个月后进行。可以前往省级及以上医院的神经外科就诊，或前往知名的神经专科医院就诊。现在的手术材料多用钛合金。

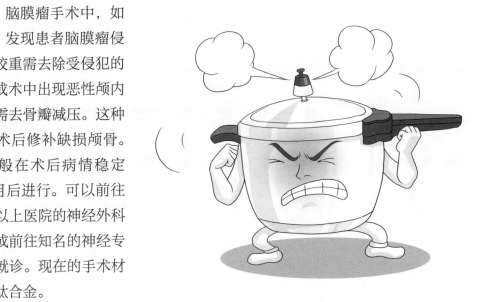

（六）脑膜瘤术后处理

1. 脑膜瘤预后如何

根据相关文献报道，脑膜瘤术后的平均生存期为9年。特殊部位的肿瘤，如位于后颅窝及鞍结节区的脑膜瘤，其术后生存期稍短，为6年。根据不同研究的结果，脑膜瘤术后的10年生存率为43%~78%。影响其预后的因素是多种多样的，常见的如肿瘤的大小、肿瘤的部位、肿瘤所具有的组织学特点，以及肿瘤的切除程度等。

2. 脑膜瘤切除不干净术后少许残留怎么办

由于解剖学上的复杂性和与附近关键结构的接近性，约有 17%~50% 的脑膜瘤及少数恶性脑膜瘤做不到全切。一部分脑膜瘤由于生长位置，与周围血管神经粘连等各方面的原因在手术中无法完全切除，残留的脑膜瘤很有可能继续长大再次出现症状，即使肿瘤属于良性也会再出现复发的可能。这时就要辅助放疗。放疗包括普通放疗和立体定向放射治疗，都可以有效控制肿瘤的再生长。对于比较小的残留更适合立体定向放射治疗。当然也可以定期观察，如果 5 年之内肿瘤没有明显的增长，也可以暂时不用处理。

3. 脑膜瘤术后需要放化疗吗

放疗全称为放射治疗，对于脑膜瘤来说，放射治疗主要适用于恶性脑膜瘤切除后、未能全切的脑膜瘤以及术后复发再次手术困难或无法手术切除的脑膜瘤，特别是恶性脑膜瘤及血管外皮型脑膜瘤对于放疗有极佳的敏感度。相关文献报道中，放射治疗后的 5 年复发率为 29%，未经放射治疗的 5 年复发率为 74%，所以，放射治疗对于延长肿瘤的复发时间是明确有用的。目前针对脑膜瘤尚无疗效确切的化疗药物。

4. 脑膜瘤术后肢体偏瘫及失语怎么办

由于肿瘤位于运动及语言功能区，手术切除不可避免地会影响运动及语言功能，导致肢体活动障碍及语言不力，病情平稳后可进行早期康复训练、神经营养治疗，必要时可行高压氧治疗。

5. 脑膜瘤术后饮食禁忌

脑膜瘤术后饮食须注意以下禁忌：忌咖啡、可可等兴奋性饮料；忌辛辣刺激性食物，如葱、蒜、花椒、韭菜、辣椒和桂皮等；忌发霉、烧焦食物，如霉花生、霉黄豆、烧焦鱼肉等；忌油腻、腌腊鱼肉和油煎、烟熏食品；忌过咸食品；忌烟酒。

6. 脑膜瘤术后应该注意哪些问题

①如果患者是神志清楚的，应该抬高头部 15°~30°，有利于血液回流，降低颅内压力；②持续或间断性给予吸氧，保证呼吸道的通畅，及时清除

口腔及气道内的分泌物；③注意观察患者的病情变化，如有无意识、瞳孔生命体征的改变，以及头痛的部位、性质等；④注意观察患者的伤口愈合情况，避免长期受压，保持局部清洁干燥，另外要积极处理手术后的并发症，如颅内感染，肢体活动障碍等；⑤饮食上要让患者多进食高热量、容易消化的食物。

7. 脑膜瘤术后头痛的原因以及可以吃什么药物控制

（1）早期术后头痛：考虑颅内压升高。脑膜瘤术后应根据肿瘤切除的大小、切除部位等因素综合考虑。一部分患者会出现术后脑水肿，这是正常的生理反应，针对这类头痛医生可通过降低颅内压的方式来缓解患者头痛的症状。但是对于一些严重的头痛不可掉以轻心，警惕脑疝发生危及患者生命，要及早采取治疗措施。另外，麻醉药物没完全代谢，患者也会出现头痛、头晕的情况，这类患者无需特殊护理，术后 2~3 天就会自行缓解。

（2）晚期术后头痛：考虑残余灶增长。对于一些患者来说，脑膜瘤可能邻近重要的脑功能区，或者侵犯了矢状窦等重要血管，导致无法完全切除脑膜瘤，遗留小部分残余灶，其中很少一部分患者术后可能会出现残余灶引起的头痛。另外还有极少部分的脑膜瘤术后可能复发，当复发脑膜瘤对脑组织产生压迫时，患者可能早期出现头痛、呕吐，如果脑膜瘤压迫对应的脑功能区，还会出现视力下降等症状，如果这类患者出现了头痛等现象一定要及早就诊。

（3）其他原因引起的头痛：如血压的波动、睡眠状况不良、鼻窦的炎症、精神压力过大等。

8. 脑膜瘤术后得了癫痫怎么办

脑膜瘤术后可根据癫痫发作类型选择安全、有效、价廉和易购的药物治疗。多数患者在规范的药物治疗下可以有效控制和预防癫痫再次发作。

9. 脑膜瘤术后癫痫发作，服用抗癫痫药物注意事项

口服抗癫痫药物需注意以下几点：

（1）在使用药物控制时需注意药物剂量从常用量低限开始，逐渐增至发作控制理想而又无严重副作用的量为宜。

（2）给药次数应根据药物特性及发作特点而定。一般不能随意更换或间断，

癫痫发作完全控制 2~3 年后，脑电图正常，方可逐渐减量停药。

（3）应定期进行药物浓度监测，适时调整药物剂量。

（4）对药物治疗无效的难治性癫痫可行立体定向术破坏脑内与癫痫发作有关的区域，如胼胝体前部切开术或慢性小脑刺激术。

10. 脑膜瘤患者出院后注意事项

（1）患者回家如需乘车，应该尽量避免头部震荡。回家后应注意保护患者颅骨缺损部位，家属可自制一简易安全帽，并在安全帽上做好颅骨缺损标记，确保这一薄弱部位不被锐器、利器损伤。

（2）回家后患者应保持良好的卫生清洁，在家人帮助下经常洗浴、理发。注意洗头时动作应轻柔，不可长时间低头和用力抓挠，洗浴时间不宜过长，理发时要事先和理发师讲明颅骨缺损，请理发师做好保护工作。回家后也应督促患者锻炼身体，但也要注意不要锻炼过度，以身体适宜为佳。

（3）在食物的摄取方面，患者应增加粗纤维食物的摄入，多吃新鲜的蔬菜、水果及适量的鱼蛋类，忌吸烟，禁饮酒，少吃或不吃刺激性食物，保持大便通畅，养成定时排便的习惯。

（4）术后 3 个月应到医院复查，适当口服神经营养药物，有利于脑细胞的恢复。术后 6 个月可回医院做颅骨缺损修补术。患者如有剧烈头痛、呕吐、抽搐或肢体活动受限等症状，应随时去医院诊治。

11. 脑膜瘤切除术后复发的原因

脑膜瘤复发，主要有两个原因：一是由于肿瘤侵犯或包裹重要神经和血管组织未能完全切除而残留，如海绵窦脑膜瘤；二是肿瘤局部浸润生长，原发病灶周边或多或少残存一些瘤细胞。脑膜瘤术后复发常见于被肿瘤侵犯的硬脑膜。

12. 脑膜瘤复发后的治疗

如果脑膜瘤复发，可行以下治疗：①放射治疗：对脑膜瘤术后患者定期随访 CT 或 MRI，发现有复发迹象再行放疗；②手术切除：根据患者年龄、身体状况、症状和体征以及影像学资料等，决定是否再次手术，再次手术的效果不仅取决于患者的年龄和一般状态，还取决于肿瘤的部位，若肿瘤复发时已侵入海绵窦，再次手术的困难会更大；③药物治疗：目前药物治疗脑膜瘤疗效非常有限。

13. 脑膜瘤术中去除颅骨，术后什么时间进行颅骨修补比较好

颅骨修补术需要等患者脑膜瘤术后各方面体征趋于稳定时方可进行，一般是3~6个月后。通常来讲，省级医院的神经外科都可以进行颅骨修补术，若家属有担心和忧虑，也可选择专科医院。

14. 脑膜瘤术后的并发症可能会有哪些

（1）脑水肿：多由于术前已有肿瘤细胞毒性导致的脑水肿，术后原来脑与肿瘤共用的血管要重新分布，可导致部分患者脑水肿甚至较术前加重，所以患者术后仍需脱水处理。

（2）术后脑内血肿：多由于肿瘤本身或由于高血压、糖尿病等原因造成血管脆性差，术后动脉自发性破裂出血。术后出现突然剧烈头痛、呕吐、肢体活动障碍、昏迷时应及时复查头部CT。若发现术后出血较多，患者出现明显的血肿压迫症状，应立即再次手术清除血肿防止脑疝。

（3）肢体偏瘫、偏盲、失语等功能障碍：多由于肿瘤靠近功能区，术中为了切除肿瘤导致了不可避免的损伤，切除肿瘤后受压脑组织血流过度灌注水肿等原因亦可导致功能丧失。

（4）脑膜炎：脑膜炎多发生于手术后1周左右，患者多持续高热，有颈部抵抗感，脑脊液白细胞增多，中性粒细胞比例增高但脑脊液细菌培养可为阴性。一旦确诊为脑膜炎应早期足量应用抗生素，进行多次腰椎穿刺引流脑脊液；也可以使用腰椎穿刺置管引流，必要时进行抗生素鞘内注射。

（5）其他：如患者术前合并心、肝、肺、肾等功能障碍，术后可能会出现器官功能衰竭。

（七）患者家属关心的问题

1. 什么人更容易患脑膜瘤

目前的研究还无法证明哪一类人更容易罹患脑膜瘤。有些人在胚胎发育初期，在各种原因作用下，有些细胞和结构不能退化消失而残留在颅内，逐渐发展成肿瘤，随着年龄的增长，肿瘤也在发展，直至影响到神经系统功能出现临床症状；有些脑瘤患者做完手术后再进行放射治疗，若干年之后可能在照射区发生纤维肉瘤或脑膜瘤；有些人接触多环芳香碳氢化合物和硝酸化合物而诱发中枢神经系统肿瘤；有些人受病毒感染而诱发脑膜瘤；有些人受过颅脑外伤，在受伤几年以后，外伤局部发生了脑膜瘤或脑胶质瘤；还有一些有乳腺癌激素受体、家族史的人容易患脑膜瘤。

2. 脑膜瘤如何预防

（1）许多诱发恶性肿瘤的外部因素在原则上是可以预防的，大约80%的恶性肿瘤可以通过简单的生活方式改变而预防。继续追溯，研究总结出90%的恶性脑膜瘤是由环境因素造成的。

（2）戒烟、合理饮食、有规律锻炼和减少体重，任何人只要遵守这些简单、合理的生活方式就能减少患癌的机会。保持良好的情绪状态和进行适宜的体育锻炼可以使身体的免疫系统处于最佳状态，对预防脑膜瘤和其他疾病的发生都有好处。

3. 家人被确诊了脑膜瘤该怎么办

如果家人确诊脑膜瘤，家属首先应该保持良好的心态，正确面对疾病的发生。其次，一定要带患者去正规医院的神经外科就诊。最后，在就诊时要积极配合医生，同时安抚好患者的情绪。

4. 脑膜瘤大概治疗费用多少

根据脑膜瘤发病部位的不同，治疗费用也有所差别。如幕上的脑膜瘤治疗费用约为7万元，颅底的肿瘤费用约为10万元。具体的治疗费用需根据所就诊医院的相关规定以及治疗过程是否顺利决定。脑膜瘤治疗费用一般可以通过医疗保险报销，具体与购买的保险和承保范围有关。有些地方可以报销

80%~90%，但如果是异地治疗可能只有 50%。具体情况需要具体分析，如果使用医保外的药物是无法报销的。

5. 怎么照顾脑膜瘤患者

（1）日常护理：家属需督促患者遵医嘱定期复查，以期在疾病进展的早期得到治疗。

（2）日常生活：通常来说，对脑膜瘤患者的饮食没有特殊限制。若为鞍区脑膜瘤术后，患者则可能出现尿崩、高钠等情况，需要保持低盐饮食。在医生允许的前提下，每天进行适宜的体育锻炼。

（3）日常监测：脑膜瘤术后患者充分休养 1~3 个月，可恢复正常的日常活动，但需要定期复诊，行磁共振（MRI）检查，观察肿瘤是否复发。WHO 分级为 I、II 级未经治疗的患者，确诊后的第 3、6、12 个月需进行磁共振检查；若没有复发或者进展，在确诊后的 5 年内，每 6~12 月进行一次磁共振检查，此后每 1~3 年进行一次复查。

（4）出院后严格遵从出院医嘱，建议定期复查血常规、肝功能等。

6. 脑膜瘤会遗传给孩子吗

脑膜瘤往往是不会遗传的，这个不是遗传性的疾病，通常不会影响下一代的孕育。只有极少数脑膜瘤的发生表现为家族性，这可能与遗传因素相关。某些染色体的改变或基因突变导致了脑膜瘤的发生。

（李守巍）

四、垂体瘤

1. 什么是垂体

垂体位于大脑底部的中央位置，大小约 1.2cm×1.0cm×0.5cm，重量约 0.75g，形状宛如一颗"豌豆"。垂体又可分为前后两叶，即腺垂体（垂体前叶）和神经垂体（垂体后叶），它是全身内分泌的中枢器官之一。

所谓内分泌的中枢，其实就是指垂体是 8 种重要激素的"司令官"，6 种来自腺垂体，即泌乳素（PRL）、生长激素（GH）、促肾上腺皮质激素（ACTH）、促甲状腺激素（TSH）、促卵泡素（LH）和黄体生成素（FSH）；2 种来自神经垂体，即抗利尿激素（ADH）和催产素。

垂体的功能可以总结为两点：

（1）"承上"：接受下丘脑释放激素的信号；

（2）"启下"：决定下游内分泌器官发挥功能。

2. 为什么会有"小腺体，大问题"

正是由于垂体位于大脑的"核心位置"，同时分泌了多种重要激素，因此一旦这颗小"豌豆"发生病变，将从以下几个方面危害人体：

（1）垂体激素过量分泌引起一系列的代谢紊乱和脏器损害；

（2）肿瘤压迫而使得其他垂体激素低下，引起相应下游腺体的功能低下；

（3）压迫周围结构，导致如视力下降、视野缺损、记忆力下降等严重的功能障碍。

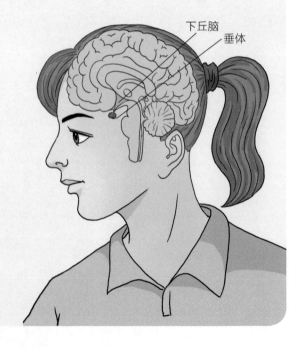

下丘脑
垂体

3. 垂体瘤的病因是什么

垂体瘤是常见的颅内良性肿瘤，发病率在颅内肿瘤中排名第二，约占颅内肿瘤的 15%，人群发生率一般为 1/10 万。30~40 岁多见，男女均等。近年来有增多的趋势。

垂体瘤的发病原因目前尚不清楚，以下两种可能性被学界更为广泛地接受：①垂体细胞自身的功能紊乱；②下丘脑调控机制的失调。这两种因素导致垂体功能亢进，进而形成垂体瘤。不管是何种原因，目前还处于研究过程中。

总之，垂体瘤的发病与遗传、环境、饮食、内分泌等多种因素有关，是一种多种因素相互作用形成的结果。

4. 哪些症状提示可能患有垂体瘤

垂体瘤表现的症状多种多样，出现以下一种或多种症状提示可能患有垂体瘤。

（1）垂体周围组织受压症群：

1）头痛：主要表现为双侧"太阳穴"、前额、眼眶等部位为主的疼痛，可伴头晕；

2）视力、视野改变：垂体瘤可压迫视神经，从而导致视力下降、视野缺损（某个方位看不见）；

3）"海绵窦综合征"：当垂体瘤向两侧生长时，可影响第三、四、五对脑神经（动眼神经、滑车神经、三叉神经），引起眼睑下垂、瞳孔对光反射消失、复视、眼球运动障碍及面部疼痛等；

4）下丘脑压迫症状：注意力难以集中、嗜睡、发热、情智食欲改变等。

（2）垂体前叶激素分泌亢进症群：

与垂体瘤的病理类型相关，不同类型的垂体瘤可表现为不同类型的激素异常。

1）泌乳素型：造成育龄期女性月经紊乱（迟发、稀发、甚至闭经）、泌乳、不孕，有研究显示，40% 的不孕女性患有泌乳素型垂体瘤；造成男性性功能下降（阳痿、早泄）、精子数量及活性降低、乳房发育、体毛减少等；

2）生长激素型：可在早期给身体带来明显的改变，青少年表现为"巨人症"，成年人表现为肢端肥大症（面容粗糙、鼻大唇厚、手足增大、皮肤增厚、多汗和皮脂腺分泌过多），随着病程延长可有头形变长、眉弓突出、前额斜长、下颚前凸、有齿疏和反咬合、枕骨粗隆增大后突。进而可导致全身代谢异常，造成糖尿

病、高血压、心脏扩大、心律不齐、心功能减退、打鼾、睡眠呼吸暂停、结肠息肉等后果;

3）促肾上腺皮质激素型:同生长激素型类似,此型也可在早期对全身代谢造成严重后果,表现为皮质醇增多症,又叫"库欣综合征"——向心性肥胖(腹部肥胖、四肢纤细)、满月脸、水牛背、皮下紫纹(妊娠纹)、骨质疏松、黑色素沉着等,进而也可导致糖尿病、高血压等继发性系统疾病;

4）促甲状腺素型:临床少见。可导致甲状腺功能亢进等一系列表现——心率快、兴奋易怒、眼球凸起等;

5）多种激素异常混合型:可为不同临床表现的组合。

（3）垂体本身受压症群:表现为垂体促激素的减少和相应周围腺体功能的减退,如性功能低下、甲状腺功能低下(无精打采、嗜睡、畏寒、心力衰竭)、肾上腺皮质功能低下(易疲劳、体重减轻、低血压)等。

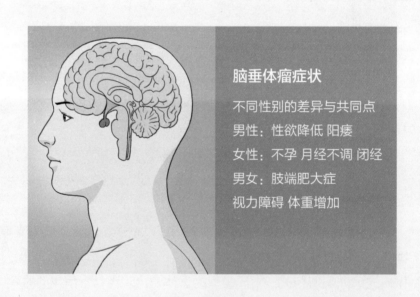

脑垂体瘤症状

不同性别的差异与共同点
男性:性欲降低 阳痿
女性:不孕 月经不调 闭经
男女:肢端肥大症
视力障碍 体重增加

5. 该做哪些辅助检查来确诊垂体瘤呢

下列是目前筛查、确诊垂体瘤以及垂体瘤术前需要完善的主要辅助检查:

（1）影像学检查

1）磁共振检查:需完善头颅或垂体磁共振平扫＋增强检查,这也是目前确诊垂体瘤的关键性检查。

2）头颅／颅底 CT 平扫:有利于医生判断垂体瘤与头颅骨性结构的关系从而

确定手术方案。

3）头颅 CTA/MRA："A"是动脉的英文首字母，这两项检查均是针对血管的检查。垂体因毗邻颅内极为重要的颈内动脉，少部分垂体瘤患者（1.4%）可伴发颈内动脉动脉瘤，在高度怀疑伴发动脉瘤时行此项检查可帮助外科医生判断病情、制订手术方案。

（2）实验室检查：即指对于垂体各项激素的检查，与生理水平表现明显异常的某种或多种激素对于诊断具有重要意义。

（3）专科检查：主要是眼科视力、视野、眼底检查。对于瘤体较大压迫了视路结构的患者，此类检查可以明确肿瘤是否对视觉功能造成影响。

（4）其他：一些相对较少用到的检查，如岩下窦静脉采血、溴隐亭敏感试验、葡萄糖生长激素抑制试验、地塞米松抑制测试等检查也可被用来辅助诊断病情。

6. 垂体瘤的治疗方法有哪些

（1）对于没有分泌激素功能的垂体瘤，如果小于 1cm 只需要定期观察，如果大于 1cm 且引起相应症状则需行手术治疗。

（2）如果是泌乳素型垂体腺瘤，大多数首选药物治疗；然而对于药物不敏感、肿瘤内部出血（瘤卒中）、无法耐受服药等患者，可行手术治疗。

（3）如果不是泌乳素腺瘤也不是无功能性腺瘤，而是其他类型的有分泌功能的垂体腺瘤，则无论肿瘤大小，首选方案均是手术治疗。

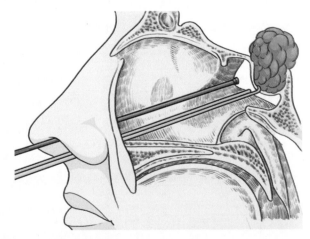

（4）由于周围毗邻重要组织，放疗或伽马刀并不作为治疗该病的首选疗法。

7. 如何判断垂体瘤被治愈了

（1）四个标准：①影像学检查未见肿瘤残余；②异常分泌的激素恢复正常水平；③与垂体相关的激素水平恢复正常；④异常分泌的激素所致的各项症状和并发症获得逆转。

（2）判断方法

无功能的垂体瘤主要依靠影像学检查，首选垂体增强磁共振。

有功能的垂体瘤除了影像学检查外，主要依靠术后内分泌学检查。各种类型的垂体瘤各不相同。①生长激素型：血清生长激素水平控制到随机生长激素小于每升 2μg，口服葡萄糖耐量试验（OGTT）生长激素最低值小于每升 1μg，血清促生长因子 -1 水平下降至与年龄和性别相匹配的正常范围内；②泌乳素型：术后次日泌乳素水平降至每升 10μg；③促肾上腺皮质激素型：多数学者认为血清皮质醇水平低于每升 140nmol 为缓解；④促甲状腺激素型：术后 3~6 个月甲亢症状消失、神经性症状消失、促甲状腺激素和游离 T_3/T_4 正常；⑤促性腺激素型：性激素高水平相关症状缓解，血黄体生成素、卵泡刺激素、雌激素正常；⑥多种激素混合型：各种分泌亢进的激素水平均下降至对应的单激素功能性垂体瘤的治愈标准。

8. 手术治疗垂体瘤的目的、适应证及术式有哪些

（1）手术目的：①解除肿瘤对正常垂体以及周围结构的压迫；②纠正内分泌功能紊乱，恢复正常垂体功能；③明确肿瘤类型，制订后续治疗方案。

（2）手术适应证：①伴有明显症状的瘤卒中：大多数患者表现为瘤内出血而导致剧烈头痛或视力突然明显下降；②明显的占位效应：大多数患者出现第 4 问中出现的各种压迫症状。

（3）主要手术方式分类：①经鼻蝶入路手术：即近年来应用广泛的"微创"手术，又可分为经鼻显微镜入路及经鼻内镜入路；②开颅手术：主要针对不能行经鼻手术及鼻腔感染患者；③开颅 + 经鼻微创联合入路手术：对于瘤体巨大呈"哑铃"形者可考虑联合入路。

9. 目前采用最多的手术方式是哪种，它有哪些优势和风险

随着神经外科技术和临床应用仪器设备的进步与发展，内镜经鼻蝶入路切除垂体瘤因其良好的手术视野等优势，进一步提高了该病的手术治疗质量，成为垂体瘤的主要治疗方式。

（1）相较经鼻显微镜入路手术，内镜经鼻蝶入路手术具有诸多优点。

1）视野佳，可直视操作，可让术者探查到显微镜不能观察到的鞍区及周边

结构；

2）无须置入鼻窥器，不致鼻中隔骨折，最大限度地保护了鼻腔的正常结构，对患者造成的创伤小；

3）微创手术，平均住院时间短。

（2）即使优点颇多，同任何外科手术一样，该手术也具有一些风险，这些风险一旦发生医生们又会如何处理呢？

1）术中出血：一方面垂体瘤的生长需要血供，另一方面，瘤体也可能与周边的重要血管毗邻，术中的任何一步操作都有出血的风险。轻微出血医生只需压迫、电凝即可；稍多的出血则需输液、输血；严重的出血则可能需立即转为开颅手术或在介入下行血管栓塞等处理。

2）脑脊液漏：如前所述，垂体位于颅底，内镜是"自下而上"的术式，术中一些骨性、膜性结构的开放势必可能造成"脑子里的水"——脑脊液的渗漏。目前主要的预防和治疗手段有两种。①手术的最后阶段术者会采用多种、多层材料的"三明治式"颅底重建术；②术后鼻腔填塞、腰椎穿刺置管，患者需长期去枕平卧。

3）神经功能损伤：诸如术前就有视力下降、视野缺损等神经功能受损患者，手术未必能改善该功能缺损，仅有防止损伤进一步加重的可能。术者术中的精细操作、患者术后高压氧在内等的康复治疗可以减少神经功能的损伤。

10. 经鼻内镜垂体瘤术后需要注意哪些事项

（1）遵嘱服药：

1）抑制激素类：对于泌乳素型、生长激素型等垂体瘤，因肿瘤侵犯广等各种原因所致手术切除不满意者，术后仍需规律口服药物控制分泌亢进的激素。溴隐亭、生长抑素、曲普瑞林等是常用的对症药物。

2）激素替代类：术后有尿崩症状或皮质醇、甲状腺激素过低的患者，也需遵循医嘱口服相应替代的激素药物。

3）系统疾病用药、预防癫痫药物、营养神经药物等：均需遵医嘱规律服药。

（2）平卧休息：如前所述，脑脊液漏是该术式主要的风险之一，大多数患者将在术后7天左右出院。此时，外科医生们精心修复的颅底结构尚未获得最满意的生长，患者一些增加颅内压的活动，如用力排便、打喷嚏、剧烈活动等行为，可能导致迟发性的脑脊液漏发生，因此，建议患者出院后仍保持一段时间的平卧休息。

（3）定期复查：

1）术后 1 天及出院时均需复查垂体相关激素水平，术后 1 周复查头颅或垂体磁共振（平扫 + 增强）。

2）术后 6~12 周复查垂体相关激素水平，以利于医生动态监测患者内分泌情况，及时制订或调整药物治疗方案。

3）术后 3 个月复查头颅或垂体磁共振（平扫 + 增强）。

（4）其他治疗：营养神经、高压氧等治疗有利于促进患者术后康复。

11. "特殊"的泌乳素型垂体瘤的药物治疗有哪些

大多数泌乳素型垂体腺瘤首选药物治疗，然而部分药物不敏感、肿瘤内部出血（瘤卒中）、无法耐受服药等患者，可考虑行手术治疗。在此，我们讨论一下泌乳型垂体瘤药物治疗的几个方面。

服药原则：

对于不同大小的泌乳素型垂体腺瘤，其治疗目的是不一样的。对肿瘤直径小于 1cm 的微腺瘤患者，治疗目的是控制泌乳素水平，保留性腺功能和性功能；对于肿瘤直径大于等于 1cm 的大、巨大肿瘤，除了控制泌乳素水平、保留垂体功能之外，还要控制和缩小肿瘤体积，改善临床症状，防止复发。

同样的，性别、年龄、血泌乳素水平、生育需求等个体化差异，导致了每个患者服用药物的剂量不尽相同。药物首选多巴胺受体激动剂（下文简称"DA"），目前主要有溴隐亭和卡麦角林，其他还有培高利特和喹高利特。

泌乳素型垂体瘤根据需要一次 1/2 片（以甲磺酸溴隐亭计 1.25mg），每天 2~3 次，逐渐增至 4~8 片 / 天（以甲磺酸溴隐亭计 10~20mg），具体方案应依据临床疗效和副作用而定。

有部分患者即使每天服药达到 8 片，泌乳素仍难以达到正常水平，则建议患者更换为其他药物（如卡麦角林）或选择手术治疗。

（1）服用溴隐亭期间注意事项：

以下人群禁用 / 慎用：①对麦角制剂过敏者；②患严重缺血性心脏病和周围血管病者；③15 岁以下儿童；④孕妇、哺乳者；⑤有严重精神病史者；⑥有高血压或高血压史，以及妊娠高血压综合征或妊娠高血压既往史者。

服用溴隐亭早期的不良反应可能有恶心、呕吐，在就餐时口服可减少消化道不良反应的发生率。服药不良反应的发生率可达 60% 以上，与剂量大小有关。如患者不可耐受不良反应，则可选择手术治疗。

在和红霉素、罗红霉素、阿奇霉素等抗生素或降压药等药物同时使用时会增加药物在血液中的浓度，产生一些副作用，联合应用其他药物时应咨询临床医师 / 药师。

酒精会降低药物的耐受性，服药期间禁止饮酒！

（2）减量、停药的指标：对于部分选择药物治疗的泌乳素型垂体瘤患者，通过规律的治疗，泌乳素水平可降低到正常范围，但仍需服用足量 DA 用以进一步缩小肿瘤体积。当泌乳素水平保持正常至少两年，肿瘤体积缩小超过 50%，才考虑 DA 逐步减量。因为在这一阶段，低剂量能维持泌乳素水平和肿瘤大小，停止服药可能导致肿瘤的增大和高泌乳素血症的复发。基于这一原因，对大或巨大瘤体患者药物减量或停用的决策必须经过细致的检查并遵循临床医嘱。

12. 泌乳素型垂体瘤患者在围产期该如何治疗

（1）基本原则：将胎儿对药物的暴露限制在尽可能少的时间内。

（2）溴隐亭对胎儿的安全性较高，应用溴隐亭治疗的泌乳素型垂体瘤女性，怀孕后自发流产、胎死宫内、胎儿畸形等发生率与正常女性妊娠的发生率十分接近；小于 1cm 的微腺瘤患者怀孕后瘤体较少增长；大于 1cm 的大腺瘤患者怀孕后瘤体增长可能性达 25% 以上。

（3）在妊娠前有微腺瘤的患者，泌乳素水平降至正常，恢复规律月经后可以妊娠。但由于黄体功能维持的需要，应在孕 12 周后停药。对于有生育要求的大腺瘤女性患者，在溴隐亭治疗腺瘤缩小后方可妊娠，妊娠期间，推荐全程用药。

（4）对于哺乳期妇女，没有证据支持哺乳会刺激肿瘤生长，除非妊娠诱导肿瘤生长需要治疗，一般要到患者想结束哺乳时再使用多巴胺受体激动剂类药物（溴隐亭等）。

13. 泌乳素型垂体瘤致不孕不育该如何治疗

（1）女性不孕：

1）药物治疗泌乳素水平正常后仍无排卵者：可采用克罗米芬或来曲唑等口服促排卵药物促排卵，但应注意口服此类药物仅适用于下丘脑 - 垂体功能尚存患者，垂体大腺瘤或手术破坏垂体组织较严重者无效。

2）低促性腺激素者的促性激素促排卵：即垂体大腺瘤或手术破坏垂体过多造成低促性腺激素性闭经的患者，可用外源性人促性腺激素促排卵，包括了促卵泡雌激素、黄体生成素、人绒毛膜促性腺激素。

（2）男性不育：泌乳素型垂体瘤男性患者经药物治疗，血泌乳素恢复正常水平后，男性下丘脑 - 垂体 - 性腺的功能异常一般可以恢复正常，勃起功能障碍和性欲低下明显改善，生精能力也逐渐恢复。部分患者在泌乳素水平恢复正常后睾酮水平仍不能恢复正常，可同时进行雄激素补充治疗。

14. 如何诊断垂体瘤是否复发

（1）复发垂体瘤定义：观点尚未统一，一般可认为是手术后复查影像学检查见肿瘤再次增大。各种类型垂体瘤复发率不同，从 5.4%~44% 各不相同。

（2）临床评估手段

1）影像学评估：同初诊垂体瘤相同，垂体增强磁共振具有重要意义。此外，鞍区 CT 薄层扫描及三维重建对于制订治疗方案具有重要意义。

2）内分泌学评估：对于功能性垂体瘤的复发诊断是"金标准"。不同类型的垂体瘤复发的内分泌诊断标准如下：

① 泌乳素型：血清泌乳素达到临床治愈标准后再次升高、超出正常范围，即应警惕肿瘤复发的可能。如果血清泌乳素大于每升 100~250μg，并排除其他特殊原因所致的高泌乳素血症，可诊断为泌乳素型垂体瘤复发；如泌乳素水平小于每升 100μg，则应结合具体情况谨慎诊断。

② 生长激素型：生长激素和血清促生长因子 -1 是判断此型复发的两个指标，两指标同时升高应高度警惕肿瘤复发。在临床表现不明确，且血清促生长因子 -1 水平不是特别高时，确诊需要进行口服葡萄糖耐量试验来确诊，如果试验中生长激素最低值大于每升 1μg，判断为肿瘤复发。

③ 促肾上腺皮质激素型：血促肾上腺皮质激素、血皮质醇和 24 小时尿游离皮质醇这三项指标中有两项超出正常水平，则高度怀疑肿瘤复发。确诊需进行 1mg 过夜地塞米松抑制试验等检查。

④ 促甲状腺激素型：完全缓解后出现临床症状、生化异常超量分泌和 / 或影像学检查发现有肿瘤增大则认为肿瘤复发。血清游离 T_3/T_4 高于正常范围，且血清

促甲状腺素水平不被抑制时，提示肿瘤复发。

⑤ 促性激素型：完全缓解后出现临床症状、生化异常超量分泌和／或影像学检查发现有肿瘤增大则认为肿瘤复发。

15. 复发垂体瘤的治疗方式有哪些

（1）手术治疗：手术可致解剖结构紊乱，原手术路径和术区瘢痕形成、重要神经血管与肿瘤粘连、肿瘤组织和垂体的界面有时难以分辨清楚，导致再次手术的难度明显高于初次手术，需要做好以下工作：

1）选择经验丰富的神经外科中心，由经验丰富的团队操刀；

2）进行详细的术前检查；

3）携带既往就诊资料，如既往手术记录、初诊影像学检查资料等。

（2）药物治疗：

1）无功能垂体瘤：尚无药物可对症治疗。

2）泌乳素型垂体瘤：如溴隐亭和卡麦角林等药物。

3）生长激素型垂体瘤：如生长抑素等药物。

4）促肾上腺皮质激素型垂体瘤：可选用酮康唑、米托坦、帕瑞肽、卡麦角林、米非司酮等药物。

（3）放射治疗：

1）常规放射治疗：放射治疗通常不作为复发性垂体瘤的首选治疗，而常作为垂体瘤经手术后病情不能完全缓解，以及肿瘤术后残留或复发的辅助性或挽救性治疗。在患者不能耐受或拒绝手术治疗时，也可考虑单独进行放射治疗。

2）伽马刀放射外科：是一种利用颅外多方向的射线精准聚焦照射，而靶区周边的剂量梯度锐减，使病灶周围正常组织功能得以保护的一种放射治疗手段。

16. 难治性垂体瘤和垂体癌患者的诊治方式有哪些

（1）难治性垂体瘤定义：经过正规治疗（手术、药物、放疗），仍不能控制肿瘤（肿瘤复发或肿瘤快速生长）。根据临床经验可总结为以下四点：

1）肿瘤影像学上呈现侵袭性，且快速生长，Ki-67 标记指数（一种病理学指标）大于 3%；

2）即使手术全切，肿瘤短期（6 个月）内复发；

3）手术、药物治疗和放射治疗等常规治疗后肿瘤继续生长；

4）全身检查未见颅脑椎管内或全身其他系统的转移灶。

（2）发病率：目前缺乏大规模的研究，但是难治性垂体瘤并不罕见，根据诊断标准不同，可能占垂体瘤腺瘤的 18% 左右，以促肾上腺皮质激素型和泌乳素型多见。

（3）特殊检查：

1）除先前段落所述的垂体瘤常规检查，难治性垂体瘤及垂体癌患者还可进行头、脊髓的磁共振甚至是全身 PET/CT，以排除瘤外转移。

2）病理学检查：需要对肿瘤进行病理学分析，包括垂体激素染色、转录因子和增殖物监测。

3）对于年轻、具有明确垂体瘤和内分泌肿瘤家族史的患者，建议行种系遗传基因检测，寻找遗传学改变证据。与多发性内分泌肿瘤综合征 1 型（MEN1）和芳烃受体相互作用蛋白（AIP）基因突变患者相关的垂体腺瘤可能更具难治性。

（4）治疗：由于该疾病发病率并不高，因此建议患者选择大型医院或有经验的多学科会诊团队，因为，这种类型的垂体瘤需要包括神经外科、内分泌科、放疗科、放射科、病理科、肿瘤科等多学科的合作来为患者选择最佳的疗法。

1）手术：所有难治性垂体瘤患者在选择药物治疗、放射治疗前，需经神经外科、内分泌科、眼科、耳鼻喉科等多学科联合诊疗，讨论是否具备手术的可能性及确定手术的方式，术前对患者进行全身系统性评估十分重要。难治性垂体瘤的病灶常广泛侵袭鞍底、斜坡或海绵窦等重要结构，因此，单次手术难以完全切除原发病灶，常常需要反复多次手术，包括分期联合入路手术。对于具有脑积水、下丘脑压迫症状患者，可先进行脑室分流手术，待症状好转后再进一步治疗。

2）放射治疗：影像学检查提示有肿瘤残留的所有难治性垂体瘤患者，应考虑进行放射治疗。既往接受过放射治疗的患者也应选择经验丰富的放射治疗团队，制订细致的放射治疗方案。

3）药物治疗：替莫唑胺是难治性垂体瘤的一线化疗药物。然而，国内药品说明书的适应证中未将其列入难治性垂体瘤，向医院伦理委员会申请通过后方可应用。同时，使用替莫唑胺时常伴有一定的并发症，如乏力、恶心呕吐及骨髓抑制等，患者应在充分理解并发症发生的可能后再尝试应用。

4）其他治疗：替莫唑胺治疗无效的患者，可考虑应用全身细胞毒性药物，如洛莫司汀与 5- 氟尿嘧啶的联合应用，但可能仅能在短时间内起到肿瘤控制的效果。

（5）随访：难治性垂体瘤无法控制，预后较差，必须终身随访。患者需要做到以下几点：

1）遵医嘱每 3~6 个月随访，每次均需完成磁共振及垂体激素检查；

2）对于有垂体功能低下及激素过量分泌所致并发症的患者，应进行并发症的评估，垂体功能低下患者应严格遵医嘱口服替代激素。

（6）垂体腺癌；

1）定义：垂体瘤出现了颅脑椎管内转移或全身其他系统转移即可称之为垂体腺癌。

2）发病率：极罕见，仅占垂体瘤的 0.1% 左右，多发于 30~50 岁。

3）治疗、随访：同难治性垂体瘤，即密切随访，尽早考虑再次手术干预或加强药物治疗、补充放射治疗，甚至早期进行包含替莫唑胺在内的化疗。

（王慧博）

五、前庭神经鞘瘤

1. 什么是前庭神经鞘瘤

前庭神经鞘瘤，又称听神经瘤、听神经鞘瘤，是起源于前庭神经的一种良性肿瘤，约占颅内肿瘤的 8%~10%。听神经瘤每年新发病例约 10/100 万人。多见于成人，高峰在 30~50 岁，儿童非常罕见，无明显性别差异。听神经瘤病因不明，多为单发、散发。少部分为神经纤维瘤病Ⅱ型，是一种常染色体显性遗传病，多伴发其他肿瘤。听神经包括前庭神经和耳蜗神经，与面神经共同走行于内听道中。因此患者起病多以耳鸣、听力下降、耳聋等为首发症状，少数压迫周边的三叉神经引起面部麻木。目前随着电生理监护等技术日益成熟，显微神经外科进展加快，听神经瘤手术全切率明显提高，面神经保留率也较以前大幅提升。较小的肿瘤还可以做到耳蜗神经保留，听力保护。有些较大的肿瘤手术依旧困难，并发症相对较多。立体定向放射外科的进展也给听神经瘤治疗提供了更多的选择。

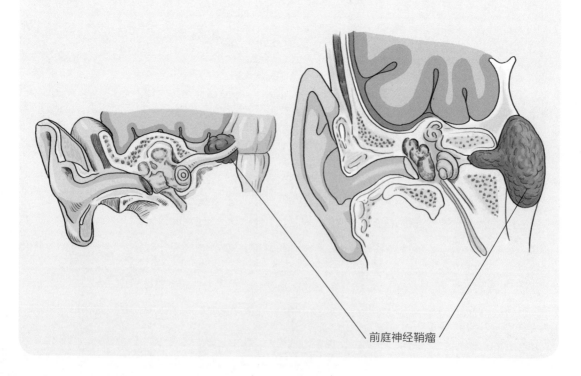

前庭神经鞘瘤

2. 前庭神经鞘瘤有什么症状

多数听神经瘤病程进展缓慢，从发病到入院治疗平均时间为 3.6~4.9 年。
首发症状包括头昏、眩晕、耳鸣、耳聋等，其他症状有颅内压增高症状（头痛、恶心呕吐等）、三叉神经症状（面部疼痛、麻木，角膜反射迟钝或消失，咀嚼肌和颞肌的萎缩）、小脑功能障碍（走路不稳等）、肢体乏力和精神异常。60% 的耳鸣为连续性高调音，类似蝉鸣或汽笛音声，可伴听力减退，早期多容易被忽视。耳聋则几乎发生于所有病例中，不少患者是在通电话时才发现一侧耳聋。部分听神经瘤因囊变、出血等出现急性症状。压迫外展神经时可出现复视及患侧眼球内收，压迫面神经可引起该侧面肌抽搐、周围性面瘫，向内侧压迫脑干出现对侧肢体的轻瘫和锥体束症，小脑受压可引起同侧小脑性共济失调，肿瘤向下压迫舌咽神经、迷走神经及副神经而产生吞咽困难、进食呛咳、呃逆、声音嘶哑等，一般对舌下神经影响较少。肿瘤压迫第四脑室或中脑导水管，导致阻塞性脑积水，长期高颅压可使视神经乳头继发性萎缩而引起视力减退甚至失明。

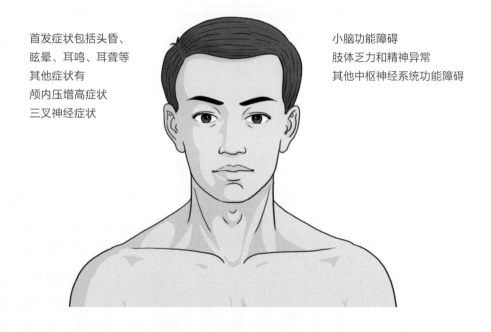

首发症状包括头昏、眩晕、耳鸣、耳聋等
其他症状有
颅内压增高症状
三叉神经症状

小脑功能障碍
肢体乏力和精神异常
其他中枢神经系统功能障碍

3. 前庭神经鞘瘤的症状有什么特点

听神经瘤出现的耳鸣、耳聋等早期多无特异性，尤其与中耳疾病出现的耳鸣多数难以鉴别。听神经瘤出现的耳鸣多以高调的、类似蝉鸣或汽笛音声为主。随着肿瘤的进展，耳鸣可逐渐消失，此时听力下降更为明显。总体来说，随着肿瘤的增大，其出现的症状具有一定的特点。Cushing 教授提出听神经瘤的临床症状具有一定的规律，发生顺序一般为：①前庭及耳蜗神经的症状，如头昏、眩晕、耳鸣和耳聋等；②枕额部头痛及患侧枕大孔区的不适；③邻近脑神经的受损症状，如患侧面部麻木、面肌抽搐、周围性面瘫等；④小脑性共济失调；⑤颅内压增高症状；⑥晚期出现吞咽困难、进食呛咳等。简单来说，听神经瘤患者的听力障碍在先，面部麻木等三叉症状在后；这点与三叉神经鞘瘤正好相反，可有助于鉴别。

4. 前庭神经鞘瘤如何分期

依据肿瘤大小和临床表现可将前庭神经鞘瘤分为四期：第一期肿瘤直径 <1cm，第二期肿瘤直径 <2cm，第三期肿瘤直径在 2~4cm，第四期肿瘤直径 >4cm。

5. 前庭神经鞘瘤如何诊断

听神经瘤诊断首选 CT 及 MRI 等影像学检查。根据上述典型的临床表现，结合听力测试，前庭神经、面神经及影像学检查，前庭神经鞘瘤的诊断并不困难。随着 CT、MRI 等普及，提高对听神经瘤的警惕性，对成年人不明原因的耳鸣、进行性听力下降及时进行检查，可提高听神经瘤的早期诊断率，提高治疗效果。

（1）听神经瘤在 CT 上常表现为均匀的等密度或低密度占位病灶，少数为略高密度，钙化罕见，约80%可出现瘤周水肿带。CT骨窗位可显示双侧内听道宽度，约51%~85% 的病例可见内听道扩大，呈漏斗状。

（2）听神经瘤在 T_1 加权 MR 图像上为略低信号或等信号，T_2 上多为高信号。肿瘤信号可呈均匀一致，也可囊变，囊变区在 T_1 加权图像上显示为明显低信号。在静脉注射造影剂后，肿瘤实质部分明显强化，囊变部分无强化。MRI 还可清楚显示听神经瘤的大小、形态及与相邻结构的关系。

（3）听力检测：主要用于区分传导性和感音性耳聋。传导性耳聋为中耳病变，神经性耳聋为耳蜗或第Ⅷ对脑神经病变，而听神经瘤被认为是耳蜗后病变，当肿瘤局限于内听道时，该类检查具有早期诊断价值。

最简单的听力实验是音叉试验，传导性耳聋为气导＜骨导，即气导骨导比较试验（Rinne test）为阴性，而神经性耳聋为气导 > 骨导，即 Rinne 试验为阳性；两侧骨导比较试验（Weber test）传导性耳聋偏向患侧，神经性耳聋偏向健侧。还可用电测听机器检查，包括：纯音听力检查、语言辨别率测定、复聪试验、强度辨别阈试验（DL）、短增量敏感指数试验（SIS）、阈音衰减试验（MTDT）、镫骨肌声反射试验等。

（4）面神经功能试验：味觉试验和流泪试验、眼轮匝肌反射试验等。其他包括前庭功能试验：包括冷热水（变温）试验、前庭神经直流电刺激试验、脑干听觉诱发电位（BAEP）等，BAEP 也可以用于术中听力保护的监测。

6. 前庭神经鞘瘤如何治疗

前庭神经鞘瘤治疗原则首先是手术治疗，尽可能安全、彻底地切除肿瘤，避免周围结构的损伤。多数学者认为在达到肿瘤全切除后，可获得根治。其次随着伽马刀临床应用的普及，部分小型前庭神经鞘瘤（直径 <2.5cm）和大型前庭神经鞘瘤术后残留者均可使用伽马刀治疗。可在肿瘤控制和神经功能保留等方面获得满意疗效。因此，如患者高龄，有系统性严重疾患或肿瘤巨大与脑干粘连紧密等情况，无法全切除肿瘤而可作次切除或囊内切除，进一步用伽马刀治疗。随着显微解剖和显微外科手术技术和方法的不断发明，包括面神经监测、术中脑干诱发电位监测等技术的使用，前庭神经鞘瘤的手术全切除率和面、听神经的保留率均显著提高。因此肿瘤全切和神经保留等问题需综合考虑，谨慎选择。但从最佳治疗角度来看，仍应争取肿瘤的全切除，避免肿瘤残留造成复发。

7. 前庭神经鞘瘤术后为什么会出现面瘫，面瘫可以恢复吗

听神经包括前庭神经和耳蜗神经，与面神经共同走行于内听道中。随着肿瘤长大，多数情况下面神经被延展变薄，紧贴肿瘤表面，肉眼难以分辨。

面神经保护在听神经瘤手术中极为重要，因为面神经支配面部肌肉，具有美容、功能双重意义。随着影像学、显微神经外科以及脑神经监测技术的发展，面神经功能保留率有了明显提高。文献报道听神经瘤术中面神经的解剖保留率约为95%，功能保留率约为 70%。面神经功能的保留在一定程度上取决于肿瘤的大小。其中神经电生理监测技术功不可没。

目前通常采用 House-Brackmann（HB）面神经功能分级系统对面神经功能进行评估，判定面神经状态，以决定下一步的治疗。面神经保护良好的患者多数面瘫程度较轻，可在术后 3~6 个月逐渐恢复。术后如果出现面瘫，应进行面肌功能康复训练，以延缓表情肌萎缩，促进神经功能恢复，同时可口服甲钴胺等营养神经药物，也可适当考虑按摩、针灸等辅助治疗。此外，还需加强眼部护理，预防角膜炎，如给予人工泪液，睡觉时眼膏保护，或采用胶布缩短睑裂等。如患者面神经功能受损严重，并在术后 1 年内无明显恢复，可考虑进行面 - 舌下神经吻合、舌下神经转位术等手术。术后面神经麻痹的处理较为复杂，需结合实际情况选择治疗方式。

8. 前庭神经鞘瘤术后听力有可能保留吗

听神经包括前庭神经和耳蜗神经，其中耳蜗神经负责听力部分。术前有听力且肿瘤较小者有机会保留耳蜗神经。2008 年，Samii 教授回顾性分析 200 例乙状窦后入路切除听神经瘤患者听力保留情况研究，总听力保留率 51%，听神经瘤越大，术后听力保留率越低。近来耳蜗神经监测也是研究的热点，棉芯电极等让耳蜗神经的电生理监测变为现实，但稳定性等还有待进一步完善和提高。

9. 前庭神经鞘瘤的立体定向放射治疗效果如何

随着显微神经外科及术中神经电生理监测技术的发展，听神经瘤的手术切除率和面神经保留率有了很大的提高，但手术后有可能出现面瘫、听力丧失等脑神经功能受损的并发症。立体定向放射治疗经过半个世纪的发展，对于手术风险大、不易到达的颅内深部肿瘤的治疗积攒了大量经验。CT 和 MRI 等影像学技术的发展，使得听神经瘤的定位、定性诊断更加准确，为立体定向放射神经外科在治疗听神经瘤方面的应用提供了保障，使其逐渐成为显微神经外科手术之外的另一种治疗方法。目前立体定向放射治疗主要的治疗设备有 X 刀、伽马刀、质子刀等。

目前国内外共识认为，立体定向放射治疗下听神经瘤的长期肿瘤控制率达 90%~98%，体积越小肿瘤控制率越高，听力保留率 46%~83%，面神经功能损伤率 <4%。长期随访的肿瘤生长控制率可达 90% 左右，前庭神经保存率 38%~71%，面神经保存率 I~II 级（按 House-Brackmann 分级）为 90%~100%。随着放射外科技术的不断改进和影像定位的革新，在保持原有肿瘤控制率的基础上，并发症发生

率进一步降低。对于新诊断的中小型听神经瘤，听神经瘤经外科手术切除后残留或复发，以及高龄的不适合或不接受开颅手术的患者，被认为是伽马刀治疗的适应证。治疗的剂量和策略倾向于个体化治疗。

10. 前庭神经鞘瘤的预后如何

由于手术入路的不断改进和显微外科技术的普遍应用，进入 20 世纪以来，前庭神经鞘瘤手术效果显著，20 世纪 90 年代，前庭神经鞘瘤的手术全切除率达 90% 以上，死亡率已降至 0%~2%。听神经瘤为良性肿瘤，预后取决于肿瘤切除程度。肿瘤全切除病例者，极少数复发，可获得根治。因此，首先应争取肿瘤全切，如肿瘤未获全切应进行伽马刀治疗，以尽早控制肿瘤生长。

（花玮）

六、颅咽管瘤

1. 什么是颅咽管瘤

颅咽管瘤是一种常见的颅内先天性肿瘤，起源于生长过程中残留的鳞状上皮细胞，位置在双眼视神经后方的鞍区，随着肿瘤的生长会压迫周围很多重要组织结构，如视神经、垂体、颈内动脉等，并产生相应视力下降，视野缺损，内分泌相关等症状，也会和周围的组织粘连在一起，导致手术完全切除困难，治疗难度大。

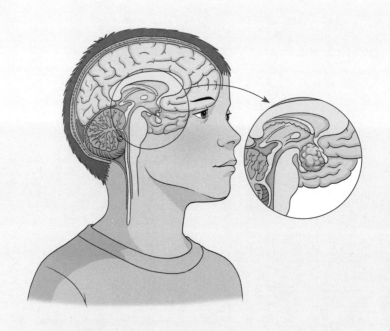

2. 颅咽管瘤的病因是什么

颅咽管瘤的病因仍有争议，但多数学者认同颅咽管瘤来源于人在胚胎时期残留在鞍区的鳞状上皮细胞。在胚胎发育初期，原始口腔顶部的上皮组织发生突起向背侧内凹，并逐渐增大向后上伸长、扩大，形成一小憩室，称为"颅颊囊"，此囊紧贴间脑底部，同时间脑底部也增厚向下生长形成漏斗，两者相遇构成垂体。颅颊囊与原始口腔连接的细长管道称为"颅咽管"，该管在胚胎发育过程中逐渐退化消失,同时由于蝶骨的形成将垂体与口腔分开,之后颅颊囊的前壁迅速增殖,占据囊腔大部,形成垂体前叶和结节部,后壁形成在人类不发育的垂体中间部,而漏斗形成垂体后叶。在退化的颅咽管部位,有残存鳞状上皮细胞,是颅咽管瘤发生的常见部位。

3. 颅咽管瘤常见吗

颅咽管瘤少见,发病率低。其占颅内肿瘤的 4%~6%,占垂体部肿瘤的 30%,占儿童颅内肿瘤的 9%~13%,也是儿童最常见的先天性肿瘤。该肿瘤在任何年龄都可以发病,好发于 5~15 岁的儿童,最大年龄的患者为 71 岁。多数报道男性多于女性,约为(1.4~2):1。

4. 颅咽管瘤会有什么症状

(1)颅内压增高症状:儿童多见,表现为头痛、呕吐、视神经乳头水肿、眼球不能向外侧转。

(2)视神经受压迫症状:表现为视力下降,视野缺损和眼底变化。

(3)下丘脑症状:肥胖生殖无能综合征,体温调节异常,多见体温较低,少数患者可有寒战现象,下丘脑前部受损可致中枢性高热。尿量增多,每天可达到数千毫升甚至 10 000ml 以上,因为大量饮水,儿童可表现夜间尿床。嗜睡,多见于晚期病例,轻者能唤醒,重者终日沉睡。健忘,注意力不集中。儿童患者垂体功能不足的早期表现为体格发育迟缓,身材矮小、瘦弱、乏力倦怠、活动少、皮肤光滑苍白、面色发黄等。

5. 颅咽管瘤的分型

(1)鞍上型肿瘤:约占颅咽管瘤的 80%,肿瘤位于漏斗部前面者与垂体柄及灰结节关系密切,可向视交叉前方生长,肿瘤位于漏斗部后方则可向视交叉后生长。亦有生长在视交叉内者。少数肿瘤可长向第三脑室。

(2)鞍内型肿瘤:少见,主要见于成年人,多局限于鞍内,也可向鞍上生长,达到视交叉前,视交叉后及第三脑室内,向下长入蝶窦、筛窦内。

(3)巨大型肿瘤:多见于儿童,呈多结节型,可长至视交叉前、后及向鞍外生长。向前生长至额叶底部,向侧方可长入海绵窦、颞叶等处,向上长至第三脑室、基底节区等,向后生长可压迫脑底动脉环、大脑脚、脚间窝、导水管及脑干等处。

（4）非典型部位颅咽管瘤：少数肿瘤可长在蝶窦、斜坡、咽后、颅后窝及松果体等处。也可以根据肿瘤与鞍膈、脑室的位置关系分为鞍内、鞍内 - 鞍上、鞍膈型。

6. 颅咽管瘤做哪些检查

首先应进行血液化验项目，如甲功五项、皮质醇、性激素六项、生长激素、促肾上腺皮质激素。常规需要做头部 CT，核磁平扫和增强，CT 上出现蛋壳状钙化是颅咽管瘤特异表现。如考虑经鼻手术应查鞍区冠状位 CT，确定蝶窦气化情况，决定是否可以从鼻孔入路手术切除肿瘤。

7. 颅咽管瘤是什么样子的

肉眼看颅咽管瘤表面光滑或呈轻度凹凸结节状，边界清晰，无包膜，囊肿可一个或多个，大小不等，直径为 20~150mm，也有无囊的实质性肿瘤。囊肿内部为黄褐色内燃机油样，放置不凝固。可见浮游闪光样的胆固醇结晶。

8. 颅咽管瘤是恶性肿瘤吗

颅咽管瘤是良性肿瘤，境界鲜明，呈膨胀性生长，一般肿瘤浸润仅限于第三脑室底的结节，若能全切除可以治愈。

9. 颅咽管瘤术后需要进行放化疗吗

手术切除和放射治疗是根本方法，但治疗和纠正水、电解质、内分泌紊乱是保证手术成功的前提。对不能达到全切除的颅咽管瘤，术后必须给予放疗。对复发的颅咽管瘤来说手术加放疗是首选方法。不需要化疗。

10. 颅咽管瘤治疗的预后如何

随着显微外科技术的应用，影像学诊断的进步以及对术后并发症防治的重视，手术效果已经取得了明显提高，预后也有了较大的改善。鉴于颅咽管瘤的发生部位、肿瘤大小、累及范围的不同，将产生手术疗效的差异。首次手术力求全切肿瘤，并经影像学检查的印证，手术死亡率已经降至 0%~2%，

10 年生存率达 58%~66%，复发率 7%~26.5%，部分切除肿瘤的复发率很高，即使术后放疗，也不能长期控制残存肿瘤的继续生长，5 年生存率难以达到 50%，再次手术进行广泛切除肿瘤难度很大，也会增加手术的危险性。

（王洪军）

七、松果体区肿瘤

······················· **（一）松果体区肿瘤概述** ·······················

1. 松果体和松果体区是同一个意思吗

松果体是内分泌腺体，是人体最小的器官。松果体区是一个中线结构，位于上丘的上面、髓纹的后下方及两侧丘脑之间，是上丘脑的一部分。松果体约为一颗稻谷那么大（5~8mm），由于其常常钙化，所以时常能在颅骨的 X 线或头部 CT 中看到它。而松果体区是指松果体及其周围的结构，包括前方的第三脑室后份，上方的胼胝体压部，后上方的小脑幕切迹、大脑内静脉和大脑大静脉，前下方的四叠体和中脑顶盖。

2. 常见的松果体区肿瘤有哪些

根据松果体区肿瘤组织来源不同，可以分为：

（1）生殖细胞源性肿瘤：生殖细胞瘤、畸胎瘤、胚胎细胞瘤、绒毛膜癌；

（2）松果体细胞源性肿瘤：松果体细胞瘤、松果体母细胞瘤；

（3）其他细胞源性肿瘤：胶质瘤、转移瘤、脑膜瘤等；

（4）囊肿：包括单纯性囊肿、皮样囊肿等。

生殖细胞源性肿瘤最多见，达 35%，其次为松果体细胞源性肿瘤，占 28%。

3. 松果体区肿瘤处理困难吗

松果体区肿瘤的种类很多，除了松果体囊肿外，其他肿瘤类型病变很难通过影像学精确鉴别诊断。而不同类型的松果体区肿瘤的治疗策略差异很大，从对囊肿性病变的观察治疗，到肿瘤性病变的手术和非手术治疗，手术又分活检手术、部分切除和全切手术，非手术治疗又有放疗和可能的化疗等。松果体区位置很深，毗邻非常重要的血管神经结构，手术难度大。因此，松果体区肿瘤，从诊断、治疗策略制订，到手术以及辅助治疗，均对医生提出了很高的要求，极具挑战性。

· 94 ·

4. 如何发现松果体区肿瘤

由于松果体的部位及内分泌功能特殊性，如果松果体区出现病灶，可能会出现以下症状之一：

（1）背侧中脑 parinaud 综合征：上视障碍、眼睑退缩、集合性眼球震颤、光反射消失而调节反射存在。

（2）睡眠觉醒周期紊乱。

（3）颅内高压症状：多由脑积水引起，包括头痛、视力改变、步态不稳、认知功能障碍。

（4）小脑功能障碍：共济失调。

（5）内分泌功能障碍：多见于生殖细胞瘤患者同时伴有鞍区病变，垂体功能紊乱。

症状（1）和（2）是松果体区特有的神经功能紊乱症状；症状（3）是松果体区肿瘤最常见的临床表现，但往往也是病灶较大的后期表现；症状（4）和（5）较少见。需要说明的是，眼睛症状要尤为关注，而偶尔头痛或睡眠障碍这些非典型症状，则不应常规作为松果体病灶相应症状。

5. 松果体区肿瘤的治疗策略是什么

松果体区肿瘤的诊治策略，目前较为公认的治疗方案是神经内镜下第三脑室底造瘘术加肿瘤组织活检术，术后根据组织病理学结果确定下一步治疗措施，开颅手术或者放化疗。但由于目前存在以下问题，松果体区肿瘤的治疗需要个体化：

（1）生殖细胞瘤的存在，其对放化疗的高度敏感性，能否不手术直接放化疗。这个决策取决于对生殖细胞瘤的术前判断。

（2）肿瘤活检的取材可靠性的问题，可能无法反映肿瘤的真实情况，而需要开颅手术。

（3）生殖细胞瘤以外的其他松果体区肿瘤，包括非生殖细胞瘤性的生殖细胞肿瘤，在活检明确性质后，均应进行手术切除。对于这类情况，是否在初始就采取直接手术的方式，以避免进行两次手术。

6. 如何评价神经内镜下第三脑室底造瘘术在松果体区肿瘤中的作用

较大的松果体区肿瘤往往伴有脑积水。神经内镜下第三脑室底造瘘术对松果体区肿瘤所致脑积水疗效确切，术后脑积水缓解率约为85%，与脑室腹腔分流术的疗效相当。特别是在神经内镜活检肿瘤时，同时进行第三脑室底造瘘，是非常合理和常规的操作。但对于须直接手术切除肿瘤的患者，则可以在手术的同时进行脑脊液通路的畅通，无须单独进行造瘘术。对于考虑生殖细胞瘤要采取诊断性放疗或化疗的患者，以往的做法是先进行第三脑室底造瘘术以保证在放化疗期间的安全性，但现在也发现放化疗也可使肿瘤短时间内缩小而解除对中脑导水管的压迫，可不必预防性地进行造瘘或者分流。

7. 如何评价松果体区肿瘤活检术在松果体区肿瘤中的应用

神经内镜下肿瘤组织活检术是目前松果体区肿瘤的标准治疗程序之一，但仍有一些问题需要解决。其中最主要的问题就是活检的阳性率和准确率有待进一步提高。包括25%的生殖细胞瘤在内，松果体区肿瘤常含有混合性成分，局部活检可能会出现取材不当，由于都为少见肿瘤，而且取出的组织标本不多，即使是有经验的病理学家，有时也很难作出正确诊断。此外，许多肿瘤（如生殖细胞瘤）常有炎性和肉芽肿样组织包绕，可能出现错误的病理检查结果。相比活检术，直接手术切除虽然风险较大，但具有取材方面的优点，对于组织类型繁多、细胞分布不均匀的肿瘤，可获取较多的标本，很少出现取材失误。

另外，松果体区肿瘤组织活检术的基本目的是甄别生殖细胞瘤，生殖细胞瘤仅需放化疗，其他肿瘤一般需手术切除。如果不加选择、不加甄别地首选神经内镜下肿瘤组织活检术，特别是针对非生殖细胞肿瘤，以及非生殖细胞瘤性生殖细胞肿瘤，在活检确诊后仍需要再次手术。因此一味强调松果体区肿瘤活检，并根据其组织病理学结果制订治疗方案的策略是不可取的，这样会导致相当一部分患者承受两次手术的风险和损伤。

8. 如何评价肿瘤标志物检测在松果体区肿瘤中的意义

松果体区肿瘤的患者都要检查血清和脑脊液中与生殖细胞瘤相关的标志物，生殖细胞的标志物增高可以诊断为生殖细胞肿瘤，术前应详细研究，因为手术切除后这种标志物可以降低。标志物的检查不仅有助于诊断，而且还可监测对治疗的反应。与临床相关的标志物有甲胎蛋白和人绒毛膜促性腺激素

（HCG），如果发现生殖细胞瘤标志物升高，为获取组织学诊断的活检手术可能不再需要，可直接进行放疗、化疗或者单纯化疗。与原发于生殖腺的生殖细胞瘤一样，有HCG增高的松果体区肿瘤与不增高者相比，容易复发，预后较差。治疗过程中定期检查肿瘤标志物，可以监测肿瘤对治疗的反应，也可在MRI检查之前发现肿瘤复发。胎盘碱性磷酸酶是生殖细胞瘤的另一种特异性标志物，乳酸脱氢酶可能也是一种标志物，但多不可靠。

（二）生殖细胞源性肿瘤

1. 生殖细胞肿瘤怎么会生长在脑内

生殖细胞在母体内部发育的胚胎中很早就发育。这些细胞通常会进入卵巢或睾丸并成熟，形成卵细胞或精细胞。这些细胞有时可能会形成肿瘤。在卵巢和睾丸中形成性腺生殖细胞肿瘤。当生殖细胞进入性器官以外的地方时，细胞可能会形成性腺外生殖细胞肿瘤。这些肿瘤可发生在脑部（颅内）和身体的其他部位，如胸部或腹部等（颅外生殖细胞肿瘤）。而脑内最常发生于松果体和鞍上区。

2. 中枢神经系统生殖细胞肿瘤分为哪些类型，各自的预后情况如何

中枢神经系统的生殖细胞肿瘤通常分为生殖细胞瘤和非生殖细胞瘤性生殖细胞肿瘤（NGGCT）。非生殖细胞瘤性生殖细胞肿瘤包括：胚胎性癌、卵黄囊瘤/内胚窦瘤、绒毛膜癌、畸胎瘤（未成熟和成熟），以及混合性生殖细胞肿瘤。生殖细胞肿瘤的分类及预后参见表1。

表 1　中枢神经系统生殖细胞肿瘤分类与预后

预后	肿瘤类型
良好	生殖细胞瘤 成熟畸胎瘤
中度	伴有合体滋养叶巨细胞的生殖细胞瘤 未成熟畸胎瘤 混合肿瘤（主要为前两者成分） 伴随恶性转化的畸胎瘤

预后	肿瘤类型
差	绒毛膜癌 胚胎性癌 卵黄囊瘤 混合肿瘤（主要为前三者成分）

3. 与颅内生殖细胞肿瘤预后相关的因素有哪些

影响颅内生殖细胞肿瘤预后的因素包括：①儿童年龄；②生殖细胞肿瘤的类型；③肿瘤标志物的类型和浓度；④肿瘤位置；⑤肿瘤是否在脑部和脊髓内扩散，或者扩散至身体其他部位；⑥肿瘤是否复发。

4. 颅内生殖细胞肿瘤的诊断流程是怎样的

医生通过以下几种方式来检测中枢神经系统的生殖细胞肿瘤。

（1）血生化检查和激素检查用于检测血液和尿液中的物质。医生将检查血液中的葡萄糖含量和钾、钠等电解质。内分泌系列检查将检测垂体激素的异常水平。

（2）神经系统检查用于检查脑、脊髓和神经的功能。这些检查可以检查不同的功能方面，包括记忆力、视力、听力、肌力、平衡、协调性和反射。

（3）磁共振成像（MRI）和计算机断层扫描（CT）等影像检查用于帮助识别肿瘤并发现脑部的变化。脑和脊髓的 MRI 是通常用于诊断颅内生殖细胞肿瘤以及确定中枢神经系统内是否存在肿瘤扩散的主要成像方法。

（4）可以进行腰椎穿刺以发现脑脊液中的癌细胞。

（5）检查血液和脑脊液来发现由某些肿瘤释放的、被称为肿瘤标志物的物质。可以帮助诊断某些类型生殖细胞肿瘤的肿瘤标志物包括甲胎蛋白（AFP）和 β- 人绒毛膜促性腺激素（β-HCG）。

（6）通常进行活检来诊断生殖细胞肿瘤。活检时，在手术期间切取少量肿瘤标本。病理科医生在显微镜下观察组织样本，以确定生殖细胞肿瘤的特定类型。

5. 血清和脑脊液中的甲胎蛋白和 β-人绒毛膜促性腺激素在生殖细胞肿瘤中的评价意义

甲胎蛋白（AFP）的正常值为 0~25μg/L；β-人绒毛膜促性腺激素（β-HCG）的正常值为 0~3mIU/ml。其中生殖细胞瘤不分泌 AFP，可分泌少量 β-HCG，因此生殖细胞瘤的肿瘤标志物升高时可能的范围：AFP 正常，β-HCG 大于 3mIU/ml，小于 50mIU/ml。

绒毛膜癌分泌 β-HCG，卵黄囊瘤 / 内胚窦瘤分泌 AFP，胚胎癌可分泌 AFP 和 β-HCG，未成熟畸胎瘤也可分泌 AFP，以上几种属于非生殖细胞瘤性生殖细胞肿瘤。这类患者的血和脑脊液中可能出现甲胎蛋白（AFP）和 β-人绒毛膜促性腺激素（β-HCG）的升高（表2）。

表 2　血清和脑脊液中的甲胎蛋白（AFP）和 β-人绒毛膜促性腺激素（β-HCG）
在不同类型生殖细胞肿瘤中的表达

肿瘤类型	AFP	β-HCG
生殖细胞瘤	正常	正常或轻度升高
胚胎癌	升高	升高
卵黄囊瘤	明显升高	正常
绒毛膜癌	正常	明显升高
畸胎瘤	升高	正常

6. 颅内生殖细胞肿瘤的治疗方式是什么

与其他松果体区的肿瘤区别在于，与松果体瘤、松果体母细胞瘤、胶质瘤等以手术为主、放化疗为辅的治疗方式不同，颅内生殖细胞肿瘤虽然也是采取手术、放疗、化疗的综合治疗方式，但生殖细胞肿瘤的复杂性，以及对放化疗敏感性的特点，决定了治疗的复杂性以及放化疗的重要地位。

7. 什么是诊断性放疗或化疗，在松果体区肿瘤的诊疗过程中如何选择

由于生殖细胞瘤对放化疗的高度敏感性，对临床上推荐诊断生殖细胞瘤的患者（通过影像 + 临床症状 + 肿瘤标志物诊断），可采取"诊断性放疗或化疗"，短期之内观察肿瘤的变化，如果缩小明显，可无需手术而继续完成放疗

或化疗。如儿童或青少年男性患者，松果体区均匀强化病灶，血 AFP 正常，β-HCG 正常或轻度升高，可给予两次诊断性放疗。一般诊断性放疗后一星期，生殖细胞瘤可明显缩小，若复查变化不明显，考虑部分生殖细胞瘤的放疗迟发反应，可再观察一个月，如果还是没有明显变化，生殖细胞瘤就可以明确排除了。

但现在也有观点，包括欧美国家在内，不提倡诊断性放化疗。诊断性放化疗是过去神经外科发展落后，影像技术不先进情况下"不得已"的办法。生殖细胞肿瘤的诊疗复杂，诊断性放化疗只是解决了很少的问题，也带来了更多现实难题，为后面的诊治带来麻烦。如果要实施诊断性放化疗，一方面要考虑适应证的问题，不仅仅是高度怀疑生殖细胞瘤，而是伴有比如多发病灶、脑积水或视力急剧下降等紧急问题；同时一定要做好患者和家属充分知情同意。

8. 手术治疗在松果体区生殖细胞肿瘤治疗中的价值

由于大部分组织类型生殖细胞肿瘤对放疗以及化疗较为敏感，对其应用大范围的神经手术的价值一直存在争议。有学者认为，更积极地切除恶性成分，有助于控制疾病进展和改善预后。但近年来以德国、日本为代表的国家主张延迟手术，即根治性切除之前，给予新辅助放化疗，治疗肿瘤体积较大和分泌肿瘤标志物的恶性生殖细胞肿瘤成分。尽管手术可以明确病理诊断，但绝大部分术前可以通过影像学检查联合肿瘤标志物检测明确。且由于生长部位特殊，手术风险大，手术可能引起神经及内分泌功能恶化，增加肿瘤播散的机会，同时并未带来生存率的明显提高。因此仅在以下几种情况下可以优先考虑手术治疗：①不能明确诊断需要进行活检；②占位效应危及生命；③继发脑积水必须进行对症手术；④高度怀疑畸胎瘤或经放化疗后残余病变较大考虑畸胎瘤成分为主。

但需要肯定的是，如果手术能安全进行，肯定能带来益处，包括病理诊断明确、瘤负荷减小、脑积水缓解等。

9. 生殖细胞瘤需要进行化疗吗

单纯放疗治疗生殖细胞瘤取得了超过 90% 的 5 年生存率。但单用放疗的剂量较高。如果联合使用化疗药物，可以在降低放射剂量的同时提高患者的远期生存质量。针对生殖细胞瘤现常采用分次放疗，总剂量为 35~40Gy，联合化疗，常用的化疗方案为 CE（卡铂、依托泊苷）、PE（顺铂、依托泊苷）等，每 3~4 周为 1 个疗程，一般化疗 4~6 个疗程。对疑有脑、脊髓转移者行全脑、全脊髓放疗，5 年生存率可达 94.5%。

10. 非生殖细胞瘤性生殖细胞肿瘤的综合治疗如何进行

相比生殖细胞瘤对放疗高度敏感，非生殖细胞瘤性生殖细胞肿瘤虽有一定的放疗疗效，但单纯放疗复发率高，因此非生殖细胞瘤性生殖细胞肿瘤的治疗策略强调放疗加化疗并联合手术的综合治疗。

对于畸胎瘤，完全切除手术是其首选治疗方案。对于除畸胎瘤以外的其他非生殖细胞瘤性生殖细胞肿瘤，包含恶变畸胎瘤、卵黄囊瘤、胚胎癌和绒毛膜癌或含有上述成分的混合性生殖细胞肿瘤，可采用"术前新辅助化疗 + 放疗 + 二期探查手术"的方法治疗。具体的新辅助放化疗方案是目前研究的热点和难点，有各种方案的临床试验。对新辅助放化疗治疗后仍有残余肿瘤者进行手术切除。

（三）松果体（母）细胞瘤

1. 松果体细胞瘤与松果体母细胞瘤是同一种类型肿瘤的不同级别吗

松果体细胞瘤与松果体母细胞瘤虽都起源于松果体实质细胞，但两者的区别很大。松果体细胞瘤少见，发生于成年人，是慢性生长的交界性肿瘤，来源于松果体实质细胞。松果体母细胞瘤是来源于松果体实质细胞的高度恶性肿瘤，青少年多见，常通过脑脊液播散。松果体母细胞瘤与双侧视网膜母细胞瘤同时存在，称三侧性视网膜母细胞瘤综合征，属染色体异常疾病。

MRI 平扫松果体细胞瘤呈圆形实性肿块，一般小于 3cm，三脑室后壁受压呈杯口状，MRI 增强呈明显均匀强化。松果体母细胞瘤呈分叶状体积较大的肿块，信号不均，常见囊变坏死。增强呈不均匀强化，伴周边种植播散灶。

2. 松果体母细胞瘤的病因是什么

松果体母细胞瘤可能发生于任何年龄，但是最常见于 10 岁及以下的儿童。大多数情况下，松果体母细胞瘤的病因未知。极少数情况下，松果体母细胞瘤可以发生于患有双侧视网膜母细胞瘤的儿童，这种疾病与 *RB1* 基因突变相关。松果体母细胞瘤同样见于 DICER1 综合征的患者。

3. 松果体细胞瘤或松果体母细胞瘤的治疗方式是什么

由于松果体细胞瘤或松果体母细胞瘤的病理特性决定了它对放射治疗不十分敏感，因此这类肿瘤以手术治疗为首要治疗手段。而部分患者在脑室腹腔分流术后虽然颅内压不高，但中脑受压的体征却更明显，只有直接手术切除肿瘤才能解除对脑干的压迫。通过手术能获得较大肿瘤标本，对病灶性质了解更全面，手术也可以最大限度缩小肿瘤体积，利于术后其他辅助治疗，如放疗和化疗。

4. 松果体母细胞瘤的预后如何

松果体母细胞瘤属于低分化（Ⅳ级）高恶性肿瘤。儿童松果体母细胞瘤的 5 年生存率为 60%~65%。影响预后的因素包括：

（1）诊断时的年龄。年龄较大的儿童预后会更好。

（2）肿瘤是局限性还是已经扩散到脑部其他部位或脊髓。

（3）手术能否完全切除肿瘤。

（4）肿瘤是新发还是复发。

（四）松果体囊肿

1. 松果体囊肿很常见吗

松果体囊肿是很常见的，在普通人群中通过磁共振的检出率为 1%~5%；有些尸检的结果，发现松果体囊肿的概率更高，达到了 25%~40%。一般来讲，松果体囊肿多发生在青少年时期，随着年龄增大发病率下降，女性患病的比例比男性高。

2. 松果体囊肿会导致头痛吗

绝大多数松果体囊肿不会导致临床症状，因此，当出现头痛等不典型的临床症状时，很难把该症状归因于松果体囊肿。但有新的研究指出，松果体囊肿可能会引起褪黑素的分泌失调。褪黑素是松果体分泌的一种激素，调节睡眠和性激素分泌。

3. 松果体囊肿需要手术吗

发现松果体囊肿时需要做增强磁共振检查来排除松果体肿瘤。绝大多数松果体囊肿不需要治疗，如果出现以下情况，可考虑手术：

（1）有复视或上视不能的临床症状，影像学上有中脑受压表现。

（2）梗阻性脑积水。

（3）连续的影像检查显示囊肿在增大。

（4）影像学上有实性成分，不能排除肿瘤时。

（5）囊肿直径大于2cm，且出现了不典型临床症状，如头痛、精神症状等（2cm的阈值，是文献中无症状松果体囊肿与有症状松果体囊肿的界限值）。

4. 无手术指征的松果体囊肿需要长期观察随访吗

对于无症状的成人松果体囊肿可以不用长期观察随访及MRI复查。对于仅头痛这样的不典型症状来讲，也是属于该类范畴。松果体囊肿的自然病程研究较少，国外的两家独立医疗机构分别进行了478例和281例16岁以上成人松果体囊肿患者的观察研究（囊肿直径至少要大于5mm）。在有完整随访资料的队列中，囊肿增大的比例约为3%，如果把完整队列加上，囊肿增大的比例低于1%。因此，对于无症状的成年人松果体囊肿可以不必采取密切观察随访，或者仅在其发现后的1年做一次磁共振复查。

（王翔）

八、表皮样囊肿和皮样囊肿

1. 什么是颅内表皮样囊肿和皮样囊肿

颅内表皮样囊肿和皮样囊肿（epidermoid and dermoid cyst）为生长缓慢的先天性良性肿瘤，其中表皮样囊肿又名胆脂瘤，仅占颅内肿瘤的1%~2%，可见于任何年龄，好发于脑桥小脑角和鞍旁。皮样囊肿较表皮样囊肿更少见，约占颅内肿瘤的0.5%~1%，多见于儿童，它含有外胚层与中胚层两种成分如汗腺、皮脂腺等皮肤附件、毛发和皮肤全层，有时也会有骨和软骨组织。

2. 为什么会发生颅内表皮样囊肿和皮样囊肿

主流观点认为表皮样囊肿起源于异位胚胎残余组织的外胚层组织，在胚胎发育神经管形成时，来源于神经嵴的外胚层细胞异位残留于神经管内，逐渐发展成为表皮样囊肿。另外，也有学术观点支持表皮样囊肿由外伤引起。皮样囊肿也与原始神经管闭合期间组织成分移行异常有关，是一种错构瘤，是在妊娠3~5周时外胚层表面与神经管分离不全，而包埋于神经管内，出生后则形成胚胎类肿瘤。

3. 如果得了颅内表皮样囊肿和皮样囊肿会有哪些表现

颅内皮样和表皮样囊肿临床症状与肿瘤所在部位有关。颅内皮样和表皮样囊肿好发于中线及中线旁，最常见于前后颅窝及鞍区，头痛、呕吐、视力障碍、内分泌异常及癫痫为常见临床表现；而位于椎管内的皮样囊肿以胸腰段、圆锥及马尾部多见，多以腰部疼痛、会阴部麻木、下肢无力和小便功能障碍为常见症状。

（1）颅内表皮样囊肿发生于桥小脑角区者占40%~50%，临床表现主要有耳鸣、听力障碍、三叉神经痛及面瘫等，严重者形成脑积水。

（2）位于后颅窝的肿瘤可出现共济失调等小脑症状。

（3）位于鞍区和中颅窝的肿瘤可表现为视力异常和偏盲等。

（4）椎管内肿瘤多表现为腰部疼痛、会阴部麻木、运动功能障碍和大小便功能障碍。

4. **颅内表皮样囊肿和皮样囊肿应做哪些检查**

比较常见的检查方式为头颅 CT 与头颅磁共振（MRI）。颅内表皮样囊肿在 CT 上呈均匀的低密度，形态不规则，CT 值近似于脑脊液，增强后无强化；在 MRI 序列中，T_1WI 呈略高于脑脊液的低信号，其内可布满细小颗粒样物质，T_2WI 呈均匀高信号，随 TE 时间延长信号逐渐增高，增强后多数肿瘤无强化。在弥散加权成像（DWI）上，其他囊性病变大多呈低信号，而表皮样囊肿呈高信号，具有特异性。DWI 较其他序列更易发现脑池内较小病变。表皮样囊肿沿邻近脑沟、裂、池呈"塑形性"钻缝样生长，包绕神经和血管，DWI 也是评价手术切除程度和监测肿瘤复发的良好指标。皮样囊肿 CT 上多表现为卵圆形、圆形不均匀低密度肿块，边缘清楚，有时可有钙化，可合并皮毛窦，增强扫描肿瘤无强化。皮样囊肿在 MRI 序列中，T_1WI 为高信号，T_2WI 为不均匀混杂信号，脂肪抑制序列脂肪信号消失；值得注意的是，皮样囊肿破裂后，蛛网膜下腔和脑室内有脂肪信号，破裂进入脑室时可形成"脂肪 - 脑脊液平面"。

5. **颅内表皮样囊肿和皮样囊肿应该怎么治**

颅内表皮样囊肿和皮样囊肿的治疗原则多为显微手术切除。应积极全切除病变，因为囊肿包膜是生长最活跃的部分。对那些与周围组织粘连较轻的囊肿，有望做到全切除。而对于囊肿与血管或其他重要结构粘连较重的患者，许多学者主张采取较保守的治疗，可留下一部分囊肿壁，以避免神经功能损伤，这些患者术后一般可得到长期的缓解。但应清除囊肿内容物并避免溢出，同时保护好周围脑组织，用生理盐水反复冲洗，以防止和减少术后脑膜炎的发生。近年来国内已有不少临床中心报道了利用神经内镜辅助显微手术切除，甚至全内镜下手术切除肿瘤的案例。神经内镜技术可以有效减少直视下的盲区，有望减少肿瘤切除的残留及对神经血管的牵拉，从而减少并发症的发生。对于位于鞍区的皮样囊肿，神经内镜手术有着巨大优势和应用前景。

6. **颅内表皮样囊肿和皮样囊肿是恶性肿瘤吗，预后怎么样**

颅内表皮样囊肿和皮样囊肿属良性肿瘤，术后一般恢复良好。若手术能切除大部分肿瘤，一般复发较晚，可延至数年甚至数十年。若表皮样囊肿内容物溢出，会产生术后高热，此时常需要腰大池引流；此外溢出物腐蚀损伤血管，这也是术后出血大多为迟发型的原因。对囊肿内容物溢出所致的无菌性脑膜反应引起的脑积水，可进行 CT 随访。术后并发症的预防与处理是降低死亡率和致残率的关键环节。颅内表皮样囊肿可能恶变为鳞状细胞癌，对临床进展迅速的表皮样囊肿应考虑恶性变的可能。

（颜伟）

九、儿童颅脑肿瘤

（一）髓母细胞瘤

1. 什么是髓母细胞瘤

髓母细胞瘤是儿童最常见的一种颅内肿瘤，约占儿童颅内肿瘤的18%，占儿童后颅窝肿瘤的29%，是中枢神经系统恶性程度最高的神经上皮性肿瘤之一，属于原始神经外胚叶肿瘤的一种，来源于胚胎残余组织。大多数患者都需要接受手术和放化疗等联合治疗，治疗可使约75%的髓母细胞瘤患儿存活到成年。

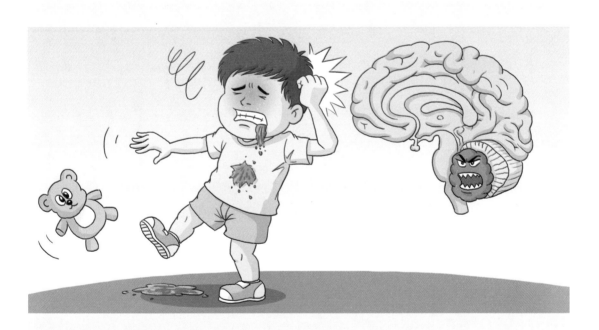

2. 为什么会长髓母细胞瘤

总的来说，髓母细胞瘤的病因不明。目前，研究认为髓母细胞瘤起源于小脑颗粒神经元的祖细胞。当这些祖细胞因为某种原因发生基因突变，不受控制地增殖时，会进展成髓母细胞瘤。已知一些特定基因突变及某些遗传性肿瘤综合征，会增加患髓母细胞瘤的风险。

大约 5%~6% 的髓母细胞瘤患儿存在特定基因的遗传性突变，这些基因突变会导致髓母细胞瘤以及其他癌症的发生。其中有几种基因突变导致的临床综合征与髓母细胞瘤的发生较为相关。如痣样基底细胞癌综合征、家族性腺瘤性息肉病、李 - 法梅尼综合征等。

3. 哪些人容易患髓母细胞瘤

儿童患髓母细胞瘤占总数的 94%，发病率约为 6 人 /（百万人口·年），按照 14 亿人口计算，我国每年新增儿童髓母细胞瘤约 8 400 例。髓母细胞瘤一般见于 16 岁以下儿童及青少年，发病年龄高峰在 6~10 岁，20~24 岁发病率略有上升，40 岁以上罕见。有明显的性别不同，男孩发病多于女孩。国外统计资料显示，5 岁以下发病占 37%，6~10 岁发病占 43%，11~15 岁发病占 20%；男孩发病占 60%，女孩发病占 40%。国内统计资料显示男孩占 61%，女孩占 39%；5 岁以下年龄发病占 26%，6~10 岁发病占 45%，11~15 岁发病占 29%。

4. 如何知道孩子有没有患髓母细胞瘤

（1）症状：髓母细胞瘤常位于第四脑室，压迫导水管，使脑脊液循环受阻，在脑室蓄积形成脑积水。肿瘤生长速度较快，可以在数周至数月的时间，表现出颅内压增高和小脑功能障碍两方面的症状及体征。髓母细胞瘤早期症状缺乏特征。常见的首发症状为头痛、呕吐、步态不稳，随后可出现复视、共济失调、视力减退、强迫头位、头颅增大、呛咳，严重时可有蛛网膜下腔出血和小脑危象。头痛表现为夜间或晨起头痛，伴有喷射性呕吐，与进食无关，呕吐后头痛缓解，常被诊断为胃肠疾病而延误。小脑蚓部损害导致的躯干性共济失调表现为步态蹒跚，甚至站坐不稳及站立摇晃。肿瘤侵犯小脑上蚓部时患者向前倾倒，侵犯小脑下蚓部则多向后倾倒。由于肿瘤常侵犯下蚓部，故向后倾倒较常见，导致患侧肢体共济运动障碍。原发于小脑半球者可表现为小脑性语言（口吃）、眼肌共济失调。肿瘤压迫延髓可有吞咽呛咳和锥体束征，表现为肌张力降低及腱反射减弱。小脑蚓部的肿瘤不断增长使第四脑室和 / 或中脑导水管受压，导致梗阻性脑积水形成颅内压增高，表现为头痛、呕吐和眼底视盘水肿等。侵及脑干者常有复视及脑神经障碍，出现小脑扁桃体疝时常有颈强直、斜颈表现。肿瘤可沿着脑脊液循环通路向软脑膜扩散，沿蛛网膜下腔发生播散和脊髓种植，马尾神经、前颅凹底是常见受累部位，少数转移至大脑各部位，极少数可因血行播散发生远处转移。婴儿期患儿可以出现其他症状：不典型的精力下降、动作发育迟缓、身体发育迟缓及喂食困难等。

（2）影像学检查：头颅 CT 和 MRI 检查对髓母细胞瘤的正确诊断率在 95% 以上。头颅 CT 扫描可发现后颅窝中线部位圆形占位，边界比较清楚，瘤体周围可有脑水肿带，平扫等密度或稍高密度，增强现象比较均匀，瘤体巨大占据了第四脑室。部分肿瘤有瘤内坏死和小囊变。头颅 CT 的血管造影（CTA）可显示肿瘤的供血血管。

头颅 MRI 扫描能确定肿瘤的大小和精确的解剖关系，是颅脑肿瘤影像诊断的"金标准"。绝大多数肿瘤位于小脑下蚓部，边界清楚，质地均匀，髓母细胞瘤增强扫描后呈比较均匀的信号，提示瘤体质地软，在 T_1 肿瘤呈低信号，有明显的均匀增强，肿瘤向第四脑室生长，向前方压迫第四脑室底。由于阻塞了第四脑室，大脑导水管扩张，并有幕上脑积水引起的脑室扩大。

（3）脑脊液检查：大约 1/3 的髓母细胞瘤会通过脑脊液播散至整个中枢神经系统。对于这类病例，脑脊液细胞病理学检查可能发现肿瘤细胞。脑脊液检查需要通过腰椎穿刺来进行。术前或术后脑脊液细胞学检查呈阳性，预示着肿瘤复发率增高和预后较差。但脑脊液细胞学检查呈阴性并不意味着肿瘤一定预后好，有处于更晚期阶段的可能。

（4）组织病理学检查：是诊断的"金标准"，通过大体、光镜检查、免疫组化及基因检测等方法来确定。

5. 一旦查出孩子得了髓母细胞瘤，是不是代表已经是晚期了

尽管髓母细胞瘤是一种恶性程度很高的肿瘤，但不是一旦查出得了髓母细胞瘤都代表是晚期了。在临床上医生在手术前判断髓母细胞瘤是否是晚期主要依靠影像学检查，一方面评价肿瘤的生长范围，另一方面判断肿瘤有没有转移，并制订相应的治疗策略。在手术之后，判断肿瘤恶性程度的"金标准"是病理学检查，病理结果也能够指导制订进一步的放疗、化疗方案。

6. 如果孩子得了髓母细胞瘤，该如何治疗

治疗方案：大多数髓母细胞瘤患者应接受治疗，包括通过手术在最大范围内安全切除肿瘤、结合肿瘤部位和全脑全脊髓放疗及全身化疗。

（1）手术治疗：手术切除肿瘤是治疗髓母细胞瘤的首选方法，以期在最大范围内安全切除肿瘤，在影像学诊断后，应尽早进行手术治疗。手术切除肿瘤可以确定诊断、缓解颅内压增高并改善生存质量。手术要在不造成严重神经系统后遗症的前提下，尽可能多地切除肿瘤。

（2）化学治疗：通常在放疗中或放疗后进行，在髓母细胞瘤的治疗中有重要作用。同时，对于无法手术切除的高危髓母细胞瘤，同时会用化疗联合放疗治疗。具体化疗方案将在后文说明。

（3）放射治疗：是髓母细胞瘤治疗中重要的一环节。放疗可以控制残留的后颅窝病变，也可以治疗沿脑脊髓轴扩散的病变。一般放疗包括全脑及脊髓整个中枢神经轴。具体治疗时长需根据具体病情及分期来决定。但由于放疗对快速发育的神经系统具有严重毒性，应该避免或者延缓对 3 岁以下的儿童或婴儿进行全脑全脊髓放疗。

（4）中医治疗：部分中医治疗或药物可缓解症状，建议到正规医疗机构，在医师指导下治疗。

7. 初诊儿童髓母细胞瘤的治疗方式有哪些

（1）初诊年龄 >3 岁的儿童髓母细胞瘤治疗

1）手术：手术为治疗的首选方法。手术主要原则：尽可能全切肿瘤，打通脑脊液循环通路。手术进行后颅窝开颅，经小脑延髓裂入路，避免小脑蚓部及小脑半球的手术损伤，减少术后小脑性缄默等并发症发生。术后 72 小时内评价有无肿瘤残留及肿瘤残留体积，评估脑积水缓解情况。如仍存在梗阻性脑积水，则在脑脊液化验正常后，进行脑室 - 腹腔分流手术。肿瘤切除术后 4 周内，根据具体情况进行术后治疗。

2）放疗：手术后 4 周开始放疗。放疗前评估肿瘤情况。根据手术切除情况、影像学和脑脊液检查等结果和术后病理类型，评估患者危险度。根据不同危险度，采用不同的放疗剂量。

3）化疗：放疗结束后 4 周开始辅助化疗。根据不同危险度采用不同强度的化疗方案。

（2）初诊年龄 ≤3 岁的髓母细胞瘤治疗

1）手术：手术为治疗的首选方法。手术主要原则同 3 岁以上患儿，但更应避免术中出血，在术中备好血，根据出血情况随时输血。肿瘤切除术后 4 周内，根据具体情况进行术后治疗。

2）放疗：标危患者不放疗。高危患者延迟至 3 岁后放疗或化疗后进行局部瘤床放疗或姑息放疗。如果化疗结束年龄未达 3 岁，可进行局部瘤床放疗，3 岁后补做全中枢放疗。

3）化疗：通常在手术后 2~4 周开始辅助化疗。根据患儿的年龄和不同危险度采用不同强度的化疗方案。

8. 髓母细胞瘤手术治疗有没有风险或后遗症，出现后怎么办

由于髓母细胞瘤位居第四脑室内，肿瘤腹侧就是第四脑室底，即脑干背侧，脑干为生命中枢所在，因此手术治疗的风险是很大的，除了常规神经外科开颅手术的风险外，髓母细胞瘤手术切除尚可能出现呼吸心搏停止、长期昏迷、偏瘫、面瘫、眼球运动障碍、后组脑神经损害症状（吞咽困难、呛咳、声音嘶哑、耸肩无力及胃肠功能障碍等）、小脑损害症状及缄默症等，重者可危及生命。

术后常见的并发症有皮下积液、缄默症、颅内感染等。出现这些问题后医生一般会根据具体病情进行处理，症状会逐渐好转或消失的。如发现皮下积液后可以及时做抽液后加压包扎，一般每天穿刺抽液并加压包扎 2~3 次后，枕部软组织与颅骨贴合后积液即可消失。如积液不能消失，可做皮下积液持续外引流，并局部加压包扎。如皮下积液仍然不消失，可做皮下积液 - 腹腔分流术。颅内感染一般经过积极的抗感染治疗及脑脊液置换等可以痊愈。

9. 小孩能不能做放疗，对以后有没有什么影响

放疗可以控制残留的后颅窝病变，也可以治疗沿脑脊髓轴扩散的病变。一般放疗包括全脑及脊髓整个中枢神经轴。但由于放疗对快速发育的神经系统具有严重毒性，应该避免或者延缓对 3 岁以下的儿童或婴儿进行全脑全脊髓放疗。全脑全脊髓放疗会显著增高神经系统并发症发病率，包括神经认知功能障碍。对于发育中的儿童，还可能导致骨骼生长延缓、甲状腺功能减退、肾上腺功能不全及性腺功能减退症等。

10. 髓母细胞瘤是否需要基因检测

髓母细胞瘤分子生物学进展快,不同分子亚型预后不同。建议有条件的单位采用免疫组化和基因检测等方法进行分子亚型检测。有助于将来对髓母细胞瘤患者进行更加精准的治疗。

(1)免疫组化方法:目前已有 β-Catenin、SFRPl、GAB1、NPR3、YAP1 和 Filamin A 等多种抗体可用于免疫组化染色鉴别髓母细胞瘤分子亚型,但由于免疫组化检测有一定的局限性和主观性,必须有分子生物学方法确认和补充。

(2)分子生物学方法:在检测技术成熟情况下,对肿瘤标本进行以下染色体或基因检测,从基因水平分出 WNT、SHH、Group 3 和 Group 4 等四种分子亚型。①检测 *CTNNB1* 突变(WNT 标记);②检测 *PTCH/SMO/SUFU* 突变(SHH 标记);③检测染色体 i17p 和 *MYC* 扩增(Group3 标记);④检测染色体 i17p 或 17q+,X-和 *CDK6* 和 *MCYN* 扩增(Group4 标记)。

随着对髓母细胞瘤相关分子通路和突变基因的研究不断进展,医学界对发病及预后相关的分子靶向治疗也进行了深入的研究,特别是针对 SHH 活化型的靶向治疗。

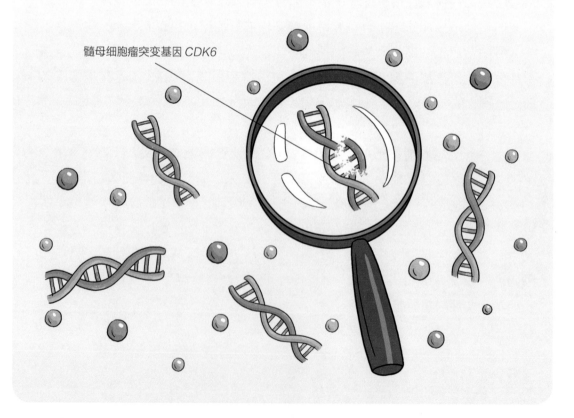

髓母细胞瘤突变基因 *CDK6*

11. 髓母细胞瘤复发后，该怎么治疗

对于复发儿童髓母细胞瘤治疗，可以采取手术、放疗及挽救化疗等方法，但效果均不好。

（1）手术：能手术的患者尽量争取先手术切除肿瘤。如肿瘤广泛不能手术，建议活检获取病理明确诊断后进行挽救化疗，肿瘤缩小、转移病灶消失后再做手术评估。治疗后 3~5 年复发患者需要手术或活检明确诊断排除第二肿瘤。

（2）放疗：既往无放疗的患者，如经挽救化疗后获得缓解，可参考上述高危患者的放疗策略进行放疗。既往已放疗的患者，须根据已接受的放疗剂量、范围、间隔时间，仔细评估有无再次放疗的可能。

（3）挽救化疗：①伊立替康（CPT-11）+替莫唑胺（TMZ）+长春新碱（VCR）方案；②IE 或 CE 或者 VIP 方案 IFO 需要美司钠解毒，美司钠剂量按 IFO 总剂量 60%，分别于应用 IFO 的第 0、4、8 小时静脉推注。

12. 髓母细胞瘤患儿在医院治疗结束，出院回家后应注意什么

髓母细胞瘤治疗完成后，应注意按时进行复查和随访：一方面，监测治疗造成的副作用；另一方面，密切关注疾病是否复发。

因为大多数复发在治疗后的 3 年内，所以大多数方案建议在这段时间内密切随访，在前 1~2 年，应每 3 个月进行一次体格检查和影像学检查（脑及脊髓的平扫及增强 MRI）。之后可每 6~12 个月进行一次。每 1~2 年进行神经系统检查。

对治疗可能造成的内分泌功能异常，建议在完成治疗的 1 年内做内分泌学情况的基线评估，继而每年通过血液检查筛查是否存在相关激素功能不足。

因放疗及化疗可能造成耳毒性，应对患儿进行听力的基线评估，然后在治疗过程中可以及时发现听力下降。在治疗结束后，第 1~2 年应进行听力检查。

在日常生活方面，需要保障患儿的睡眠时间，规律且有质量的睡眠对身体恢复和免疫力提高都有帮助。适宜的睡眠环境（通常为光线暗、安静、温度适宜的环境）可能对提高患儿睡眠质量有一定帮助。

如果患儿的身体状况允许，可以鼓励和协助患者进行一些简单的活动。适量的运动对防止肌肉萎缩、增强体力和耐力、促进食欲等均是有所帮助的。要注意为患儿提供营养丰富且均衡的饮食，保障优质蛋白质的摄入，同时多吃五谷杂粮和坚果，以保证其他营养素的摄入。如果体重下降严重，可考虑通过管饲或肠外营养等方式进行营养支持。

若患儿因治疗引起中性粒细胞减少，则应注意预防感染。要注意个人及生活环境的卫生，不要接近传染性的患者，也不要去人多聚集的地方。如果治疗引起血小板减少，则需要注意避免出血，需远离尖锐、带刺的玩具和物品，同时，避免冲击力剧烈的运动。

在日常病情监测方面，需关注术后各种并发症，化疗引起的副作用（如脱发、疲劳、呕吐等）、肿瘤转移复发、生长发育问题等。当出现发热、症状恶化、新的症状及治疗引起的副作用时，需及时咨询医生及就诊。同时，应保留好患儿所有就诊及治疗的记录，以便为日后复查和就医提供参考。

13. 髓母细胞可以预防吗

由于髓母细胞瘤的确切病因尚不明了，目前尚无比较好的方法预防髓母细胞瘤的发生。但定期随访和维持良好的健康生活习惯，可以帮助预防及尽早发现疾病的复发或远期效应的出现。

（姚书敬　白红民）

（二）儿童颅咽管瘤

1. 什么是儿童颅咽管瘤

早在 19 世纪 50 年代科学家就已经发现这种疾病，直到 1932 年著名的库兴医生将其命名为颅咽管瘤。世界卫生组织（WHO）关于颅咽管瘤的定义是：来源于拉克囊的鞍区上皮性良性肿瘤。颅咽管瘤好发于儿童，约占儿童期全部颅内肿瘤的 10%，在儿童鞍区肿瘤中占 50% 以上，是儿童期常见的一种颅内肿瘤。

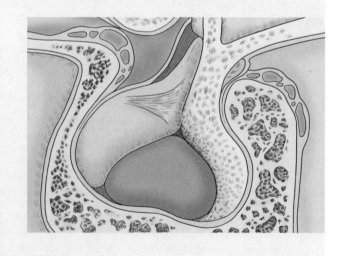

2. 儿童颅咽管瘤是与生俱来的肿瘤吗

在胚胎发育初期，原始口腔顶部向上凹陷形成拉克囊，大脑底部增厚向下生长形成漏斗，拉克囊与漏斗相遇组合成垂体。拉克囊与原始口腔相连的细长管道称为"颅咽管"，正常情况下随着胚胎发育颅咽管逐渐退化消失，而有的人未退化完全，残存一些细胞，目前观点认为正是这些残存细胞发展成为颅咽管瘤。所以，颅咽管瘤也被认为是一种先天性颅内肿瘤。然而，虽说是先天性肿瘤，但也不能说是遗传性疾病，目前还没有证据证明颅咽管瘤的发病与遗传有关。

3. 哪些儿童容易得颅咽管瘤

颅咽管瘤占颅内肿瘤总数的 4%~5%，占儿童颅内肿瘤总数的 9%~13%。

从目前世界各地的报道中显示出东方国家颅咽管瘤的发病率高于西方国家，从婴儿到 70 岁老人均可发病，发病高峰一个是 5~15 岁，另一个是 40~60 岁，其中 60% 的颅咽管瘤发生在儿童时期，可见儿童更容易罹患这种疾病。在儿童患者中，男孩和女孩的发病人数没有太大的差别。

4. 颅咽管瘤是癌症吗

近百年前，库兴医生就曾说过颅咽管瘤是最令神经外科医生尴尬的疾病，为什么会这样呢？这是因为：颅咽管瘤是一种良性肿瘤，不是人们常说的癌症，但由于肿瘤周围邻近重要脑功能区，限制了手术切除范围，增加了术后肿瘤残留、复发的比例，缩短了患者的生存期。因此，也有人将颅咽管瘤视为低级别恶性肿瘤。

颅咽管瘤大体形态多呈球形、不规则形，或结节扩张样生长，边界清楚，大多数肿瘤为囊实性，囊性部分常位于实性部分上方，少数为实质性肿瘤。囊性肿瘤囊壁光滑，可伴有钙化，囊内为机油状或金黄色液体，液体中多含有胆固醇结晶，实质部分呈结节状，内有钙化灶，常与重要血管、神经及脑功能区粘连紧密。在世界卫生组织对中枢神经系统肿瘤的分类中，颅咽管瘤被分为成釉质细胞型颅咽管瘤和乳头型颅咽管瘤两类，其中成釉质细胞型多见，且主要发生于儿童。此型最外层为柱状上皮细胞，有时上皮细胞可形成小岛伸入脑组织内，如下丘脑等，是术后残留复发的重要危险因素。乳头型颅咽管瘤由鳞状上皮细胞组成，此型多为实质性肿瘤，儿童患者少见。

5. 孩子得了颅咽管瘤会有什么表现

颅咽管瘤生长缓慢，出现明显症状时肿瘤通常已存在 1 年或以上，此时肿瘤已经长得比较大，尤其是儿童病例。临床症状表现多样，这主要取决于肿瘤的确切位置及其与邻近正常结构的关系，主要包括以下几个方面：

（1）颅内压增高症状：儿童多见，大多由于肿瘤体积巨大或肿瘤压迫脑脊液通路形成脑积水。临床表现可有头痛、呕吐、视物重影、精神状态改变等。儿童颅骨骨缝未闭前可出现骨缝增宽、头围增大、头皮静脉扩张等。晚期症状可出现嗜睡、昏迷等。

（2）视觉症状：视觉症状常见，主要是肿瘤生长压迫视神经或视交叉所致，表现为视力减退、视野缺损等，视野缺损的范围取决于肿瘤的生长方式，极端情况下可因视神经血管闭塞导致突然失明。儿童患者早期出现视野缺损常常被忽视，直至视力出现严重障碍时才被发现。

（3）内分泌异常：主要是肿瘤压迫垂体和／或下丘脑所致。这些正常结构受损可导致一系列内分泌异常。常见症状包括生长激素、促性腺激素、促甲状腺激素和促肾上腺皮质激素分泌不足，其发生率分别约为 75%、40%、25% 及 25%。儿童患者生长激素缺乏可表现为骨骼、牙齿生长缓慢，甚至停止，患儿身材矮小。促性腺激素减少可致性器官发育障碍，青春期女孩无月经、乳房不发育，男孩睾丸小，无阴毛、腋毛，嗓音如幼儿等。促甲状腺激素减少可致食欲减退、乏力、精神不集中等。促肾上腺皮质激素分泌不足可致抵抗力差、易疲劳等。当下丘脑或垂体柄受累时，常出现尿崩症，儿童夜间易尿床。

（4）其他症状：颅咽管瘤还可引起其他全身性症状，如精神症状、记忆力减退、嗅觉障碍、癫痫等，其原因为肿瘤延伸至额叶、颞叶及边缘系统等部位。

6. 诊断儿童颅咽管瘤需要做哪些检查

（1）颅脑 CT 扫描：在颅脑 CT 扫描片中，典型的成像表现为囊性钙化。囊性病变通常表现为低密度影（黑色），钙化表现为高密度影（白色），特别是近 90% 的儿童患者可见钙化灶。术前 CT 扫描发现钙化灶对术后评估肿瘤切除程度及判断预后有重要临床意义。

（2）头颅磁共振（MRI）扫描：磁共振检查是诊断颅咽管瘤的首选方法，肿瘤通常包含囊性及实性部分，囊液成分可因胆固醇含量的不同而在成像时表现为多种信号，钙化部分通常不显影（表现为黑色）。注射药物增强后，实质部分可表现为不均匀强化（增强片可呈白色）。磁共振成像可清晰显示肿瘤侵及的范围，并提示肿瘤与视神经、垂体、下丘脑等邻近组织的关系，对术前分型、制订手术方案有重要参考意义。

（3）内分泌检查：颅咽管瘤患者的垂体功能常表现为不同程度的降低，需检测血清中相关激素指标，包括生长激素、促性腺激素、促甲状腺激素、促肾上腺皮质激素及甲状腺功能、皮质醇等。有时因垂体柄受压可使泌乳素轻中度升高。对于垂体功能低下的患者，术前及术后应适当补充皮质醇激素，避免出现术后激素分泌功能衰竭所引发的致命风险。此外，还应注意患者的尿量、尿比重及血电解质检测等。

7. 儿童颅咽管瘤的手术风险大不大

目前，手术治疗仍是颅咽管瘤的首选治疗方法，但最佳治疗方案一直存在争议。主要包括两种方案：一种是达到完全切除的积极手术治疗，但是积极的全切除手术势必增加损伤的风险，致死致残率也相应提高；另一种是比较保守的部分切除手术方法，包括囊肿穿刺置管手术等，对于残留肿瘤，术后再应用放射治疗等综合治疗方案。需要强调的是，对于未能全切除的患者无论采取何种保守治疗均无法完全避免肿瘤的继续生长。所以，目前多数学者主张积极手术争取全切除肿瘤，特别是对于儿童患者，以达到防止复发的目的。近年来，神经外科技术的重大进展已显著降低了全切除手术相关的并发症发病率和死亡率，使得更多病例可以接受积极的手术切除。

手术方式可根据肿瘤部位、大小、形状、囊肿位置、钙化部位，以及肿瘤与邻近脑功能区关系等采取不同的入路，大体可分两种手术方式或入路，分别是开颅手术和经鼻蝶手术，前者可理解为切开头皮及颅骨的手术入路，后者是经鼻腔，术后看不见伤口。一般肿瘤主体局限于鞍内可采取经鼻蝶入路，若肿瘤向前后方及侧方扩展过大或蝶鞍区异常等情况下则不适合采用此种手术方式。

8. 儿童颅咽管瘤手术后有什么并发症

儿童颅咽管瘤手术后常见并发症包括以下几点。

（1）下丘脑损伤症状：是颅咽管瘤手术最常见的并发症，也是最危险的并发症。主要表现为：

1）尿崩症：一般为垂体柄受损时出现，尿崩症可持续数天至 2 周，少数患者可出现永久性尿崩症，治疗主要有控制尿量、维持出入量平衡、监测血电解质等，维持内环境稳定。

2）体温失调：多表现为中枢性高热，严重者可出现谵妄、意识不清、四肢抽搐等，治疗以物理降温及药物降温等对症处理为主。

3）急性消化道出血：可出现呕血及黑便等，治疗主要包括抑制胃酸分泌、保护胃黏膜及纠正贫血等。

4）循环衰竭：术前有垂体功能减退者，术后易产生急性肾上腺皮质衰竭征象，患者可出现休克症状。治疗处理的方法一是术前预防性补充皮质激素，二是术后予以大剂量皮质激素，减轻患者症状，但不能长时期应用大剂量激素，一般术后 4~5 天降为常规补充剂量。

5）饮食过度及肥胖：术后 1~6 个月常见中枢性饮食过度，其中半数儿童极难控制食欲，这也是下丘脑损伤的表现。

6）周期性意识缺失：常见于儿童，表现为思维、动作缓慢，反应下降，甚至出现缄默症。

（2）视力视野损伤：也是术后常见的并发症，主要是视神经、视交叉或视神经滋养血管损伤所致。主要表现为视力下降、视野缺失等，严重可致失明。

（3）无菌性脑膜炎：一般为肿瘤囊肿内液体术中溢出至颅内所致，可表现为脑膜炎症状，如发热、脑膜刺激征等，进行细菌学检查为阴性结果，可予以激素等抗感染治疗。

（4）癫痫：术中脑皮层受损，术后电解质紊乱等可引起癫痫发作，治疗措施一方面是积极应用抗癫痫药物，另一方面是对症处理，维持生命体征及内环境稳定等。

（5）脑脊液漏：主要见于经鼻蝶入路手术，脑脊液经鼻腔及口咽部流出，可予以保守治疗，必要时需手术修补漏口。

（6）垂体功能低下：常见于术前已有垂体功能减退的患者，常常难以恢复。表现为儿童生长迟缓、身材矮小、性发育障碍等，根据内分泌检查结果，补充相应缺少的激素（激素替代治疗）。

9. 儿童颅咽管瘤放射治疗有用吗

放射治疗可用于肿瘤部分切除和复发的患者。放疗可杀死肿瘤细胞，抑制肿瘤生长，虽然不能防止肿瘤复发，但可延长复发时间，提高患者生存期。当代放疗技术可实现更高的治疗精准度和适形性，减少了肿瘤周围正常组织的电离辐射暴露，从而降低了远期放疗损伤所致的并发症发生率。目前用于治疗颅咽管瘤的放疗技术包括：立体定向放疗、调强放疗及质子束放疗。

立体定向放疗是一种更加精确定位肿瘤进行放射的治疗方法，有效减少了对正常脑组织的射线损害。立体定向放疗采用固定头部的方式，建立患者特定的坐标系统，并确定该坐标系统中患者头部与肿瘤的位置，从而能够精准确定治疗靶区。立体定向放疗采用完全分割治疗方案（通常约 30 次分割）以尽量减少对正常组织的损伤。

调强放疗是一种三维技术，对于不规则形状的肿瘤，可更加精确覆盖全肿瘤，强化瘤区照射。调强放疗可结合三维适形放疗或立体定向放疗，以形成适合肿瘤不规则形状的射束。

质子束放疗利用带电粒子向肿瘤靶区输送高剂量辐射，同时还可限制周围正常组织接受的"散射"剂量。对靶区以外的区域，辐射暴露极低。这对治疗紧邻重要结构的肿瘤尤其有利。

10. 儿童颅咽管瘤不想手术的话，可不可以用药物治疗

对于颅咽管瘤，目前还没有特别有效的药物。有医生尝试向肿瘤囊腔内注入博来霉素或是 α- 干扰素，对控制囊性肿瘤有一定效果。化疗药物如替莫唑胺是否可以治疗颅咽管瘤，目前还没有定论。未来随着基因检测等相关技术的普及，靶向药物治疗颅咽管瘤或许会是一个全新的发展方向。

11. 做完手术会有哪些后遗症，还会复发吗

颅咽管瘤手术后会出现部分或全垂体功能低下，特别是术前就存在垂体功能低下的患者。术后肾上腺、甲状腺、性腺功能低下者可达 55%、39%、80%，儿童生长激素缺失可达 80% 以上，有近 50% 出现食欲亢进和肥胖，尿崩可达 65%，此外，还可出现精神行为异常、智力减退、记忆力减退、学习能力下降等。

据统计，肿瘤全切除手术后无复发的患者 10 年生存率可达 80% 左右，部分

切除的在 40% 以上，手术联合放射治疗则可达到近 90%。肿瘤复发时间通常在术后 2~5 年，复发后再次手术的风险更高。

12. 治疗完成出院后，回家后需要注意什么

出院后要记得定期复查，主要包括激素水平的检测及头颅磁共振的复查等。根据复查结果服用或注射相应药物（补充激素等药物），复查头颅磁共振可了解有无肿瘤复发或残留肿瘤有无进展，发现异常可及时处理。除了定期复查，最重要的就是康复锻炼，包括体力及智力等方面。

（王洋　白红民）

（三）儿童生殖细胞肿瘤

1. 什么是颅内生殖细胞肿瘤，和精子、卵子有关系吗

颅内生殖细胞肿瘤是指颅内原发的生殖细胞源性的一类肿瘤。这类肿瘤不仅有相似的起源，其病理性质、临床表现和治疗方法也存在共通性，因此归为一类。生殖细胞肿瘤所指的"生殖细胞"并不是我们常说的精子和卵细胞。这里"生殖细胞"指的是原始生殖细胞，因此颅内生殖细胞肿瘤与精子和卵细胞没有多大关系，顶多算是远房亲戚。有学者认为，由于这些原始生殖细胞在胚胎发育初期未能随着组织的分化迁移到正确的部位而"迷路"，这些遗留在不正确部位的原始生殖细胞受到周围不恰当的影响，逐渐"走上歧途"，被诱发成无法控制的肿瘤细胞。这些致瘤性的原始全能生殖细胞因分化突变的不同而逐渐演变成不同类型的生殖细胞肿瘤。但直到目前为止，生殖细胞肿瘤的确切病因仍是一个未解之谜。按世界卫生组织的分类，生殖细胞肿瘤分成两大类：一类是生殖细胞瘤；另一类是非生殖细胞瘤的生殖细胞肿瘤。非生殖细胞瘤的生殖细胞肿瘤可进一步细分为胚胎癌、内胚窦瘤（又称卵黄囊瘤）、绒毛膜上皮癌、畸胎瘤（分为成熟性、未成熟性、畸胎瘤恶变）、混合性生殖细胞肿瘤。

2. 儿童患生殖细胞肿瘤会影响发育吗

要解答这个问题，首先要解释脑子里最常见到生殖细胞肿瘤的两个重要部位：一个是松果体区，另一个是鞍区。松果体区主要指松果体所在的部位。松果体是脑内的一个内分泌器官，呈灰红色椭圆形，长 5~8mm，宽 3~5mm，重 120~200mg，位于上丘脑的后上方，三脑室顶的后部。松果体在儿童中期发育至高峰，一般在 7 岁后逐渐萎缩钙化。松果体主要合成和分泌褪黑素，参与调节生殖系统的发育及动情周期、月经周期的节律。松果体区的生殖细胞肿瘤会影响褪黑素的分泌，导致性发育紊乱，主要表现为性早熟，少数患者可表现为性发育迟缓或停滞。性早熟多见于男孩畸胎瘤患者。对位于鞍区的生殖细胞肿瘤而言，肿瘤的生长则会对下丘脑 - 垂体的激素分泌造成影响。下丘脑 - 垂体分泌生长激素、促甲状腺激素、促肾上腺皮质激素、促性腺激素等激素，与生长发育及各器官功能调节密切相关。该部位的生殖细胞肿瘤可能会影响这些激素的正常分泌，从而影响正常的生长发育。

3. 为什么会长生殖细胞肿瘤

生殖细胞肿瘤的具体成因仍不清楚。目前认为，肿瘤的发生是环境与人体内外因素共同作用的结果。环境中存在许多致癌 / 促癌因素。这些致癌 / 促癌因素会诱导人体细胞癌变，形成肿瘤。典型例子是黄曲霉毒素。人吃了被黄曲霉毒素污染的粮食后容易出现肝癌，也容易出现肾、胃及结肠的腺癌。其他环境因素还有苯并芘等多环芳香烃类化合物、氨基偶氮类化合物、电离辐射、EB 病毒等。人体自身因素也不容忽略。某些肿瘤具有遗传倾向性，即遗传易感性，携带缺陷基因的人比无缺陷基因的人更容易罹患与缺陷基因相关的肿瘤。此外，某些激素也与肿瘤的发生密切相关，例如雌激素和催乳素与乳腺癌有关。而先天或后天免疫缺陷的患者也容易出现肿瘤。因此，生殖细胞肿瘤的出现很可能是多种因素共同作用的结果，有待进一步研究解答。对那些已知的明确能诱发肿瘤的各类物质，我们应尽量远离，以降低罹患肿瘤的风险。

4. 怎样才能提早发现生殖细胞肿瘤

儿童生殖细胞肿瘤好发于鞍区、松果体区、基底节区。以常见的生殖细胞瘤为例，肿瘤生长部位不同，临床表现特点也不同。比如鞍区生殖细胞瘤，因为肿瘤影响破坏垂体后叶使抗利尿激素分泌不足，很多患儿首发症状常表现为尿崩症状，尿量多，尿颜色偏淡。因为小便多容易口渴，因此喝水也特别多，这种多饮多尿症状甚至可能是患者很长时间内唯一的症状表现，而血糖等其他指标又未见异常，常常被当作"原发性尿崩症"在其他专科治疗，耽误肿瘤的救治。随着肿瘤的生长，对视神经、视交叉造成压迫和损伤，患者会出现视力下降、视野缺损，甚至失明。如果患儿首发症状是视力视野障碍，更应想到影响视力视野的不仅仅是眼球，还有眼球后面的视神经 - 视交叉 - 视放射 - 视皮层，一定要查头颅 CT 或 MRI 以排除整个视神经通路上的肿瘤性病变。其他下丘脑 - 垂体功能紊乱的症状也不少见，比如生长发育迟缓、矮小、性征不发育、嗜睡等。后期肿瘤阻塞室间孔导致脑积水，会出现头痛、呕吐等颅内高压的症状。

而松果体区生殖细胞瘤则因为较容易影响脑脊液循环，易出现脑积水、颅内高压症状，出现头痛、呕吐、视神经乳头水肿，长期颅内高压会导致视神经继发性萎缩，出现视力减退；也会因为压迫四叠体上丘出现眼球上视困难，瞳孔散大或不等大，压迫四叠体下丘或内侧膝状体则会出现听力减退。松果体区的绒毛膜细胞癌和畸胎瘤患儿多见性发育紊乱，多表现为性早熟，极少部分表现为性征发育停滞或不发育。

基底节区的生殖细胞肿瘤发生率比松果体区和鞍区要低。此部位的生殖细胞肿瘤会导致慢性进行性轻偏瘫，病变对侧上肢或下肢，或上下肢同时出现肢体力量的下降、活动障碍。

此外，生殖细胞肿瘤还会从肿瘤主体病灶脱落，随着脑脊液循环播散转移到颅内其他部位。播散种植的部位不同，临床表现也会千变万化。

当孩子出现以上这些症状时，父母应提高警惕，及时将孩子送到医院做相应的检查，以免耽误治疗。

5. 怀疑有生殖细胞肿瘤，拍片子（影像学检查）能看出来吗

怀疑有生殖细胞肿瘤的患儿，应该去做什么影像学检查呢？目前临床上常见的影像学检查有 X 线、头颅 CT 和 MRI。最初，临床上只有 X 线，对生殖细胞肿瘤的患儿而言，如果患儿有长期的脑积水、颅内高压病史，小孩颅骨发育异常，颅骨 X 线会出现颅缝哆开，就像颅骨被撑开的感觉，指压迹增多。另外，松果体区生殖细胞肿瘤还会出现异常钙化，十岁以前儿童松果体不应该出现钙化。如果十岁以前儿童出现松果体钙化就应怀疑松果体区是否出现生殖细胞肿瘤。相对的，十岁之后的儿童如果松果体出现超过 10mm 的钙化灶，也具有临

床病理意义，也需要高度警惕松果体区的生殖细胞肿瘤可能性。目前，因为颅骨 X 线能够给出的信息太少，已经被头颅 CT 检查所淘汰。

CT 检查能给出的临床信息比 X 线检查多得多，因此 CT 检查对生殖细胞肿瘤的检查有很大的临床价值，尤其对于有钙化的肿瘤，CT 检查比磁共振显示更清楚。生殖细胞瘤在 CT 平扫时的密度与脑组织相等或稍高。在松果体区的生殖细胞瘤有时候会将钙化的松果体包括其中，显示肿瘤内部有一枚高密度的"弹片"，也有人形象地称之为"包子馅"，更多时候，这个小小的钙化灶不会位居中央，而会偏到肿瘤的一侧或在周边。而松果体区生殖细胞瘤典型的表现为蝴蝶形，也可以表现为类圆形或不规则形。在 CT 发现可疑占位后，如果没有条件检查 MRI，建议注射造影剂进行增强 CT 扫描。生殖细胞瘤在增强 CT 中，其肿瘤实质表现为中度到明显的均匀强化，少数强化不均匀，可有较小的囊变。有以上表现的松果体区占位需要高度怀疑生殖细胞瘤。鞍区生殖细胞瘤可表现为类圆形或分叶状，CT 平扫、增强与松果体区生殖细胞瘤类似。不同之处在于，鞍区生殖细胞瘤钙化较松果体区生殖细胞瘤要少见。对畸胎瘤而言，CT 平扫可见肿瘤形态不规则，结节状、分叶状，且肿瘤密度不均匀。因为畸胎瘤的特点就是含有多种胚层来源的肿瘤细胞，因此与其他生殖细胞肿瘤相比，其 CT 影像上可看到多种密度表现，通常有实性成分（高密度）、囊性成分（低密度）、钙化和骨化等。CT 影像的空间分辨率不如 MRI，但 CT 普及率广，很多基层医疗机构都配备了 CT 机，而且 CT 显示钙化比 MRI 好，检查耗时少，患儿配合度好，因此 CT 检查在儿童颅脑肿瘤的筛查中仍然占据了重要的作用。

MRI（磁共振）因为对脑组织良好的分辨率和清晰的三维呈现，在颅脑肿瘤的诊断中发挥了越来越重要的作用。直径小于 1cm 的小肿瘤在 MRI 上也能清晰看见。与脑组织信号比较，生殖细胞瘤在 MRI T_1 序列为等或稍低信号；在 T_2 序列表现为稍高信号，少数为等信号；注射增强剂后肿瘤一般为均匀强化，边界清楚，部分肿瘤中度或不均匀强化。肿瘤形态上，与 CT 表现类似，松果体区生殖细胞瘤典型的表现为蝴蝶形，也可以表现为类圆形或不规则形，而鞍区生殖细胞瘤可表现为类圆形或分叶状。畸胎瘤在 MRI 影像上也表现为高、中、低多种混杂信号表现的结节状或分叶状肿物，边界较清楚，一般无瘤周水肿，如有瘤周水肿则高度提示恶性畸胎瘤可能。

因此，对怀疑颅内肿瘤的患者，可以拍摄头颅 CT 做初步检查，后期需要完善头颅 MRI 检查，进一步明确诊断。

6. 抽血能检查出生殖细胞肿瘤吗

人体内有些蛋白、多糖可以作为生殖细胞肿瘤的肿瘤标志物。所谓肿瘤标志物指的是肿瘤本身合成、释放产生的生物学物质，或是机体对肿瘤细胞反应而产生或升高的一类物质。肿瘤标志物存在于血液、细胞、组织或体液中，反映肿瘤的存在和生长，通过化学、免疫学以及基因组学等方法测定肿瘤标志物，可对肿瘤的诊断、治疗、监测复发、判断预后发挥一定的指导作用。常用的生殖细胞肿瘤的相关肿瘤标志物有甲胎蛋白（alpha-fetoprotein，AFP）、人绒毛膜促性腺激素（human chorionic gonadotropin，HCG）、癌胚抗原（carcinoembryonic antigen，CEA）和胎盘碱性磷酸酶（placental alkaline phosphatase，PLAP）。

AFP 是胎儿早期由肝脏和卵黄囊合成的一种血清糖蛋白，出生后 AFP 的合成很快就受到抑制，血中正常水平应该小于 $25\mu g/ml$。当出现恶性畸胎瘤、胚胎癌、内胚窦瘤这三种生殖细胞肿瘤时，相关基因被重新激活表达，使血中 AFP 含量再度明显升高。因此，血中 AFP 的检测对诊断恶性畸胎瘤、胚胎癌、内胚窦瘤有一定临床价值。

HCG 由 α 和 β 二聚体糖蛋白组成，由正常胎盘合体滋养层细胞分泌。国外学者做过统计，100% 的绒毛膜上皮癌患者血清和脑脊液中可检出异常增高的 HCG，一半的胚胎癌患者中可检出异常增高的 HCG，而生殖细胞瘤中仅 10%~30% 的患者 HCG 升高。

PLAP 是细胞表面的糖蛋白，与 HCG 类似也是由胎盘合体滋养层细胞分泌。生殖细胞瘤患者血浆、脑脊液中 PLAP 检测阳性，但其检测阳性并无特异性，很难将其应用于生殖细胞肿瘤亚型的鉴别诊断中。

CEA 是一种多糖蛋白复合物，是广谱肿瘤标志物。胎儿早期体内可合成 CEA，但妊娠 6 个月后 CEA 合成能力逐渐降低，出生后体内含量极低，如果 CEA 进行性升高需警惕肿瘤可能。但因为 CEA 可在多种肿瘤中表达，特异性低，胰腺癌、结肠癌、乳腺癌、胃癌、肺癌等多种肿瘤均会出现 CEA 升高，因此 CEA 需联合其他肿瘤标志物共同考虑。

7. 生殖细胞肿瘤有什么治疗方法

生殖细胞肿瘤类型不同，治疗方法也不尽相同。总体而言，对生殖细胞瘤而言，主要治疗手段是放疗和化疗；对畸胎瘤而言，主要为手术切除；对其他恶性非生殖细胞瘤的生殖细胞肿瘤（如胚胎癌、内胚窦瘤、绒毛膜上皮癌等）则必须手术切除，术后配合放化疗。

生殖细胞瘤对放射线敏感，是少数可通过根治性放疗治愈的肿瘤之一。生殖细胞瘤的放射致死剂量比正常脑组织小 5 000cGy。在合适的放射剂量下可明显杀伤肿瘤细胞，同时又尽量减少对正常脑组织的损伤。常用放射治疗有普通放疗和立体定向放射治疗。如何选择放射治疗方式、照射范围，需要根据肿瘤大小、部位、是否脑脊液播散等因素由肿瘤放射治疗医师综合判断。

生殖细胞瘤对化疗敏感，放疗配合化疗可巩固加强放疗疗效，同时防止大剂量放疗造成的放射性损伤。生殖细胞瘤生长比率高，多采用联合用药，针对不同肿瘤细胞增殖周期选择周期特异性和非特异性药物，比如 CEB 化疗方案（卡铂、依托泊苷、平阳霉素）。总的来说，无论何种化疗方案都不能使生殖细胞瘤彻底杀灭，因为药物对处于静止期的肿瘤细胞作用较小，因此单纯化疗复发率很高。

畸胎瘤对放射线不敏感，其主要治疗方法为手术。手术尽量切除肿瘤，术后可辅助化疗，可选择的化疗药物有依托泊苷、顺铂。

8. 得了生殖细胞肿瘤，用药能把它消掉吗

我们老百姓常说的药物治疗，在专业术语中其实指的是化学治疗，简称"化疗"。肿瘤是人体内因多种因素产生的异常增生与异常分化所形成的新生物，其不受机体生理调节，破坏正常组织和器官。肿瘤组织内各个肿瘤细胞并非一模一样，部分肿瘤细胞处于静止期（G_0 期），这些细胞暂时不分裂增殖，但却是有繁殖能力的肿瘤后备军，一旦处于增殖周期的肿瘤细胞被大量消灭后，静止期肿瘤细胞可立即激活分裂增殖。肿瘤静止期细胞对化疗基本不敏感，往往成为肿瘤复发转移的根源。与静止期对应的便是增殖期肿瘤细胞。增殖期可分为合成前期（G_1 期）、DNA 合成期（S 期）、合成后期（G_2 期）、有丝分裂期（M 期）。与静止期相比，处于增殖期的肿瘤细胞往往对放化疗相对敏感。

不同的化疗药物对不同细胞周期的肿瘤细胞具有不同的敏感性和疗效。一般将作用于增殖周期某一时期的药物称为"周期特异性药物"，将对所有细胞周期的肿瘤细胞均有杀伤作用的药物称为"周期非特异性药物"。综合考虑化疗药物抗肿瘤的生化原理、药物敏感性、肿瘤细胞周期增殖动力学、药代动力学、药物毒性等多种因素，通过周期特异性和非特异性化疗药物的合理组合可以尽量杀灭生殖细胞瘤。目前临床常用的生殖细胞瘤化疗方案有 CEB 方案、PEB 方案等。但由于静止期肿瘤细胞的存在，加之肿瘤微环境等多种因素的影响，无论何种化疗方案

都不能使生殖细胞瘤彻底杀灭，因此单纯化疗复发率很高，必须配合放疗等其他治疗方法才能取得理想疗效。

9. 生殖细胞瘤放疗、化疗有什么副作用

放射治疗引起的不良反应与照射部位、范围、剂量、分割方案、个体差异等因素相关。生殖细胞瘤如果进行全脑脊髓放疗可导致幼儿脑部损伤、智力下降、学习困难。脑局部大剂量放疗会导致照射野脑组织放射性损伤、萎缩、坏死。照射到垂体、脊髓、卵巢、睾丸，可影响儿童生长发育，导致身材矮小、性功能减退等。因此，个体化的放疗方案选择十分重要。

几乎所有抗癌化疗药物对正常组织细胞都有程度不一的伤害作用，尤其对更新速度快、生长旺盛的细胞，如骨髓造血干细胞、胃肠道黏膜上皮细胞、皮肤毛发、生殖细胞等的杀伤作用更加明显。因此化疗药物常见副作用包括白细胞减少等骨髓抑制，恶心、呕吐等胃肠道反应，肝功能损害，心脏功能损害，肾损害和出血性膀胱炎，脱发，损伤精子，免疫抑制等。

因此，放化疗难免会对身体造成损伤，但与肿瘤对生命的威胁相比，这些代价有时候也是值得的。通过合理规划放化疗方案，进行个体化治疗并辅助其他治疗措施有望有效减轻放化疗副作用。

10. 为何切肿瘤前还要做脑室外引流 / 脑室腹腔分流 / 三脑室造瘘

部分生殖细胞肿瘤患者会出现脑积水症状，尤其松果体区生殖细胞瘤患者。部分患者脑积水逐渐缓慢加重，当完全梗阻时颅内压可能会急剧升高，此时患者可能根本没有机会等到手术切除肿瘤解除脑脊液梗阻，更无机会通过放化疗使肿瘤缩减解除脑脊液梗阻。此时为及时解决颅内高压，减少术中及术后导水管不通畅带来的潜在风险，可先做脑室外引流或脑室腹腔分流术，部分患者也可进行内镜下三脑室造瘘术。脑室外引流和脑室腹腔分流术均是将脑室内脑脊液改道引流到他处，以降低颅内压，缓解症状，保障患者的生命安全，为手术准备争取时间。不同之处在于脑室外引流是引流到体外，脑室腹腔分流术则是通过皮下通道引流到腹腔。因此，脑室外引流不能长期留存，因为存在细菌逆行性感染颅内的风险，而脑室腹腔分流术虽可长期留存，但存在将肿瘤细胞向腹腔播散转移的风险。三脑室造瘘术则是采用内镜技术，用脑室镜在乳头体前方，漏斗隐窝三角的后壁造瘘，使脑室与脚间池相通，使脑脊液不经中脑导水管直接

从造瘘口进入蛛网膜下腔，绕过梗阻点。三脑室造瘘术可避免引流管梗阻、感染等风险，但对三脑室底下疝，鞍上池和脚间池粘连，空间狭窄的患者，以及脑脊液吸收障碍的患者不适用，此外肿瘤切除术后三脑室底造瘘口也存在再度闭合梗阻的可能性。如何选择治疗方案，需要根据患者病情、肿瘤性质等条件具体分析决定。

11. 经过治疗，生殖细胞肿瘤患者出院后需要注意些什么问题

生殖细胞肿瘤的预后与肿瘤类型、大小、治疗方案密切相关。在经过正规治疗后，生殖细胞瘤和成熟畸胎瘤的 10 年生存率均可超过 90%，而恶性畸胎瘤 3 年生存率为 50%，内胚窦瘤 3 年生存率为 33%，绒毛膜上皮癌生存时间基本不超过 1 年。因此，就算疗效理想的生殖细胞瘤和成熟畸胎瘤也存在复发、进展的可能。所以，经过治疗后出院的患者，首先需要定期回院复查，复查项目包括 MRI 等影像学检查，还应该抽血检查甲胎蛋白、人绒毛膜促性腺激素等肿瘤标志物。其次，需要关注是否出现头痛、恶心、呕吐、视力下降等异常症状，如果出现这些异常症状，或原有症状不断加重，就需要及时回院检查。对进行脑室腹腔分流术的患者，还需要观察有无腹痛、恶心、呕吐等腹部异常症状。对处于生长发育阶段的青少年，还需要关注儿童的生长发育情况，若出现异常则需要及时处理，采取措施促进生长发育。

12. 生殖细胞肿瘤会传染给其他小孩吗

首先需要明确的是，肿瘤不是传染病，肿瘤本身不会传染。但研究发现，部分肿瘤可能与病毒感染关系密切，比如 EB 病毒与鼻咽癌、霍奇金淋巴瘤、伯基特淋巴瘤、NK/T 细胞淋巴瘤；乙肝病毒与肝癌；人乳头瘤病毒与宫颈癌。部分肿瘤与细菌、寄生虫感染相关，比如幽门螺杆菌与胃癌、日本血吸虫感染与结直肠癌相关。生殖细胞肿瘤是来源于原始生殖细胞的未分化肿瘤，致瘤原因不明。迄今为止尚未发现生殖细胞肿瘤的发生与病毒、细菌、寄生虫感染相关。因此，生殖细胞肿瘤本身不会传染，目前也未发现病毒、细菌、寄生虫传染会导致生殖细胞肿瘤的发生。

（姚书敬　白红民）

（四）儿童胶质瘤

1. 什么是儿童脑胶质瘤

儿童脑胶质瘤是发生在中枢神经系统脑内胶质细胞来源的肿瘤（即星形胶质细胞、少突胶质细胞和室管膜细胞），WHO 分类将其归类为神经上皮组织来源的肿瘤。星形细胞瘤和室管膜瘤是胶质瘤的两种主要类型。在儿童和青少年的所有中枢神经系统肿瘤中，胶质瘤约占 1/2。星形细胞瘤可发生于整个中枢神经系统，有低级别胶质瘤，也有高级别胶质瘤。低级别星形细胞瘤是最常见的儿童中枢神经系统肿瘤。毛细胞型星形细胞瘤是儿童期最常见的颅脑肿瘤，发病率约为 1/10 万。其他低级别星形细胞瘤包括弥漫性星形细胞瘤、少突胶质细胞肿瘤和节细胞胶质瘤。这些肿瘤的分子特征同成人存在明显不同，很少出现 IDH 突变。儿童低级别胶质瘤的自然病程似乎比成人更长。

2. 什么原因会导致儿童患脑胶质瘤

儿童脑胶质瘤的致病因素尚无确定因素，以下几个因素值得关注。

（1）电离辐射：电离辐射（如放疗或原子弹爆炸）已被确认是颅脑肿瘤（包括脑膜瘤、胶质瘤和神经鞘瘤）的一个病因。从辐射至发生颅脑肿瘤之间的潜伏期，可能为五年到数十年。5 岁前接受放疗的儿童发生胶质瘤的风险最大。儿童期接受诊断性头部 CT 也会增加颅脑肿瘤风险，因此轻型颅脑损伤的儿童并不推荐进行头颅 CT 检查。

（2）遗传因素：神经纤维瘤病 1 型（neurofibromatosis，NF1）的发生率为 1/3 000，与 17 号染色体上的基因有关。NF1 基因编码神经纤维瘤蛋白，该蛋白质可通过激活 Ras 蛋白的 GTP 水解作用而限制细胞增殖。高达 5%~10% 的 NF1 患者可出现其他肿瘤，如毛细胞型星形细胞瘤，这些病变好发于视神经通路、下丘脑和小脑。Li-Fraumeni 综合征是常染色体显性遗传病，通常与 *TP53* 基因种系突变相关。Li-Fraumeni 综合征的主要特征是在 45 岁前发生肉瘤、乳腺癌、白血病和肾上腺皮质癌，也可见儿童胶质瘤，尤其是高级别胶质瘤。错配修复基因的双等位基因突变可导致组成性错配修复缺陷综合征（constitutional mismatch repair-deficiency，CMMR-D）。CMMR-D 患者在儿童期晚期可能发生颅脑肿瘤，主要是胶质母细胞瘤，并且可能具有 NF1 样表型，表现为咖啡牛奶斑。CMMR-D 相关的胶质母细胞瘤和其他肿瘤比散发性肿瘤的突变负荷要高，这预示着免疫检查点抑制剂治疗可能有效。电磁辐射和射频辐射等其他类型辐射与儿童胶质瘤的关系还不太清楚，饮食、病毒感染、细菌感染、寄生虫感染、创伤、变态反应等与儿童胶质瘤的关系尚未得到确认。

3. 儿童脑胶质瘤都包括哪些肿瘤

儿童比较常见的胶质瘤包括：按照病例类型主要有毛细胞型星形细胞瘤、弥漫中线胶质瘤（H3K27M 型）、室管膜瘤、弥漫性低级别胶质瘤和高级别胶质瘤等。由于发生部位不同，儿童常见的胶质瘤也包括：视通路胶质瘤、弥漫性内生性脑桥胶质瘤和局灶性脑干胶质瘤。

弥漫性内生性脑桥胶质瘤较罕见，年幼儿童比成人多发，中位发病年龄为 5~9 岁。其组织病理学分级与预后无关，即使是低级别的弥漫性内生性脑桥病变也会有侵袭行为，预后与高级别肿瘤一样很差。近 80% 的弥漫性内生性脑桥胶质瘤活检显示存在 *H3K27M* 突变。病理为弥漫性中线胶质瘤（H3K27M 型）。

视通路胶质瘤是发生在视神经和 / 或视交叉的低级别星形细胞瘤。这类肿瘤约占脑部胶质瘤的 2%。这类肿瘤通常生长缓慢，主要见于儿童，90% 的患者在 20 岁前被诊断，75% 的患者在 10 岁前被诊断。视通路胶质瘤可累及视觉通路前部的视神经，或视觉通路后部的视交叉及视交叉后部分。前部肿瘤可细分为眶内肿瘤、视神经管内肿瘤和颅内视交叉前肿瘤。这些肿瘤最常发生于青春期前的儿童，并且大多为毛细胞型星形细胞瘤，后部肿瘤可发生在视交叉、下丘脑或第三脑室前部。患者出现视交叉和下丘脑病变的平均年龄约为 3 岁。组织学上，这些肿瘤通常是毛细胞型星形细胞瘤，偶尔为节细胞胶质瘤。视通路胶质瘤也常见于 NF1 患者，在约 15% 的 NF1 患儿中发现视通路胶质瘤。NF1 肿瘤更常累及视觉通路前部，非 NF1 患儿的肿瘤则更多累及视觉通路后部。NF2 患者中也已报道过患有视通路胶质瘤。

毛细胞型星形细胞瘤是 WHO I 级肿瘤。与弥漫性星形细胞瘤和少突胶质细胞瘤不同，这种肿瘤在许多患者中边界清楚、常为囊性。发病年龄较早，毛细胞型主要见于儿童及年轻成人，但偶尔也见于年龄较大的人。最常发生于小脑半球和第三脑室周围，也见于大脑半球，无侵袭性且预后良好。但许多毛细胞型星形细胞瘤都含 *BRAF* 改变，多为 *BRAF-KIAA* 融合基因及 *BRAF V600E* 点突变。

局灶性脑干胶质瘤通常起自中脑和延髓，为边界清楚的离散性肿瘤。

组织学上，这些肿瘤最常为毛细胞型或弥漫性星形细胞瘤，偶尔为节细胞胶质瘤，所有都是低级别肿瘤。局灶性脑干胶质瘤与颅后窝和幕上低级别胶质瘤有很多相同的生物学特征，分析参与其发病机制的信号通路取得了很大进展。后颅窝室管膜瘤是一类常见于儿童的胶质肿瘤，通常发生于脑室系统的室管膜衬里内或附近，认为其起源于脑室下区的放射状胶质细胞。室管膜瘤最常发生于颅后窝，与第四脑室相连，有时也见于颅后窝以外的脑实质内，罕见于中枢神经系统之外。颅内室管膜瘤的发病高峰在儿童期早期，但也可见于任何年龄段，男性患者略多。诊断的中位年龄是 5 岁，25%~40% 的患者不到 2 岁，颅内室管膜瘤在成人中少见。

4. 怎么发现孩子得了胶质瘤

儿童中枢神经系统肿瘤的临床表现可能很轻微，且不具特异性，并随患儿年龄和肿瘤位置而异。婴儿由于颅缝未闭合而可适应颅内压升高，不会出现急性神经功能损害，所以婴儿的最常见主诉症状为大头畸形。此外，婴幼儿可能无法表述某些症状（如头痛），因此更有可能表现为易激惹。恶心和呕吐是所有年龄患者的常见主诉症状。年龄较大的儿童和青少年的其他常见表现包括头痛、步态异常、协调不良、视神经乳头水肿和癫痫发作。

根据肿瘤位置的不同，常见症状包括：①颅后窝肿瘤：恶心和呕吐、头痛、步态异常和协调异常；②脑干肿瘤：步态异常、协调异常和脑神经麻痹；③脊髓肿瘤：背痛和 / 或无力、步态异常；④幕上肿瘤：症状通常不具特异性，最常见头痛。

头痛是中枢神经系统肿瘤最常见的表现，见于约 1/3 的患儿。如上所述，婴幼儿可能无法表述不适的来源，更有可能表现为易激惹。头痛通常被认为是由颅内压增高引起的。对这类头痛的经典描述为清晨头痛，可以通过呕吐得以缓解。然而，许多患儿不会出现这些典型症状。

恶心和呕吐是所有年龄胶质瘤患儿的常见主诉症状。颅后窝肿瘤尤其容易引起恶心和呕吐。由于恶心和呕吐症状不具特异性，单纯出现这些症状的儿童可能需很长时间才能诊断出肿瘤。因此，医生在评估反复或持续恶心和呕吐的儿童时，应高度警惕颅脑肿瘤。

共济失调和协调困难常见于颅后窝病变儿童。最初的小脑功能障碍可能是隐匿的，包括笨拙、书写变差、言语改变，或诸如跑步、跳跃的运动技能困难。步态异常也是脊髓肿瘤患者的常见主诉体征。复视、眼球震颤、试图侧向凝视时眼球无法内收、面瘫、流涎及吞咽困难等脑神经病变提示有潜在脑干病变。年幼儿童可能无法自述复视，但可能表现为斜视、用手遮挡一只眼或者将头向一侧倾斜。视觉障碍的原因包括：脑干病变引起的脑神经病变（如复视），颅内压增高导致的视神经乳头水肿，或者是从大脑皮质枕极穿过视交叉到达视网膜的视觉传导通路的病变。视交叉部肿瘤常表现为复杂的视野缺损和视力下降。若病变位于更靠后的视束，则可表现出一定程度的偏盲。癫痫发作可能是孤立表现，也可能伴有其他定位症状和体征。

5. 如果怀疑孩子得了胶质瘤应该去做哪些检查

MRI 检测脑胶质瘤的成像效果比 CT 好，但 CT 更为普及、检查时间更短且通常无须镇静，在疑似患儿颅内压增高且病情不稳定的紧急情况下，应首选 CT 检查。

颅脑肿瘤的最佳神经影像学检查方式为 MRI。与 CT 相比，MRI 能提供更为详细的实质性病变影像，并且在识别颅后窝、蛛网膜下腔、软脑膜部位的病变方面，敏感性更高。MR 波谱成像是对传统 MRI 的补充，可检测颅脑肿瘤组织中存在的特定代谢信号（例如 NAA、胆碱和乳酸），从而区分局部浸润性颅脑肿瘤与其他颅内病变。对疑似原发性脊髓肿瘤患儿，MRI 是首选影像学检查方法。如果颅脑肿瘤容易发生柔脑膜扩散，分期时也应进行脊柱 MRI 检查。正电子发射计算机断层扫描（PET）作为颅脑肿瘤标准诊断性检查的一部分，可以提供有用的信息来补充 MRI 扫描所获得的信息。PET 扫描是利用一个发射正电子的放射性核素同位素与一个糖偶联，来区分高代谢率的恶性病变与低代谢率的良性病变及周围组织。PET 扫描有助于确定肿瘤内葡萄糖利用率最大的区域，这可以指导神经外科医生对肿瘤内最具有侵袭性行为的部位进行活检。该扫描还用于区分复发肿瘤与放疗引起的变化。经神经影像学检查证实有肿块的患儿应转至小儿神经外科接受进一步评估。下一诊断步骤是获取组织来确立组织病理学诊断，并尽量减轻大多数中枢神经系统肿瘤的肿瘤负荷。

6. 儿童常见的毛细胞型星形细胞瘤治疗上有什么原则

手术切除是毛细胞型星形细胞瘤患者的标准初始疗法。如果完全切除，则毛细胞型星形细胞瘤是可治愈的；因而手术的目标应为完全切除。即使肿瘤切除不完全，生存期通常也较长。未完全切除肿瘤后，影像学复查显示肿瘤生长可进行放疗和化疗。对于不能进行手术治疗的患者，也需要在诊断后进行放疗。在大约10%的患者中，肿瘤会转化为间变性肿瘤，并可出现疾病快速进展。化疗对毛细胞型星形细胞瘤也有部分作用。贝伐珠单抗和伊立替康联合治疗复发毛细胞型星形细胞瘤耐受较好，并有一定的疗效。此外由于许多毛细胞型星形细胞瘤都携带有BRAF改变，所以靶向作用于BRAF通路的治疗方法也正在研究中。

7. 孩子得了脑胶质瘤一定要手术治疗吗

对儿童胶质瘤主要采取多模式治疗，包含手术、放疗和化疗。儿童胶质瘤确诊需要神经外科医生进一步评估、取组织活检，并且尽量实现肉眼下全切。依据肿瘤的组织学类型，选择辅助放疗和化疗。手术是首选方法，应尽量请小儿神经外科医生实施肿瘤切除术，因为他们能将远期并发症降到最低。大多数病例可以实现近全切。但一般无法实现全切，因为如果追求切缘阴性，则有可能导致永久性神经功能损伤，况且手术也无法切除浸润到切缘以外的散在肿瘤细胞。对于深部肿瘤，如弥漫浸润性脑干和视交叉胶质瘤，开放性手术导致不可逆性神经系统后遗症的风险很高。这时可在MRI或CT引导下采用立体定向活检技术取材送组织学诊断。广泛切除肿瘤的主要风险是损伤周围组织，尤其是在重要功能脑区，将导致远期神经功能损伤。当代手术显微镜可以更好地显示肿瘤与周围正常组织之间的分界，这种改进增强了手术切除的安全性，也降低了神经系统并发症发生率。术中应用视觉、听觉和体感诱发电位的神经生理监测可避免正常组织损伤。术后24~72小时内进行影像学检查，最好是MRI，以确定肿瘤切除范围。这些信息有助于制订后续治疗计划，包括是否需要再次手术。

8. 手术后是不是一定要做放化疗，放化疗对小孩生长发育会有影响吗

是否使用放疗取决于肿瘤的组织学类型、化疗能否有效替代，以及患儿的年龄。考虑到严重神经认知后遗症的风险，3岁以下儿童通常不进行放疗。若选择放疗，在规划靶区（局部还是全脑全脊髓照射）和放疗剂量时应考虑肿瘤的位置、分期、亚型、可能的扩散方式、有无有效化疗，以及患儿年龄。一般采用传统外照射，其他技术包括三维适形放疗。虽然放疗是有效的辅助治疗手段，但会导致急性和远期并发症，尤其是对于神经系统仍在发育的婴幼儿。颅脑放疗的并发症可归纳为以下3个阶段。

（1）急性反应：在治疗过程中出现，由脑损伤所致的炎症和水肿引起。症状

包括头痛、恶心、嗜睡、局灶性神经功能障碍和发热。

（2）早期迟发性反应：在放疗结束后数周至 3 个月发生，可能由肿瘤反应、瘤周水肿和脱髓鞘共同导致。其表现包括：暂时性局灶性神经功能障碍；嗜睡综合征，表现为极度困倦和颅内压增高症状，例如头痛、恶心、呕吐、厌食和易激惹；以及无症状的 MRI 对比增强，与肿瘤进展难以区分。

（3）晚期反应：在放疗结束 90 天后发生，通常不可逆。其原因是受到最大剂量照射的肿瘤部位或其附近出现放射性脑坏死、弥漫性白质损伤（如白质脑病）、继发性恶性肿瘤和血管病变。一般表现为神经认知功能受损、社交和行为异常。根据肿瘤位置和照射野不同，也可能出现其他并发症，例如听力障碍、下丘脑和垂体内分泌疾病，以及白内障、视神经病变、视网膜病变或皮质盲导致的视力障碍。目前有多种策略可以尽量减少放疗的远期并发症，例如对相对低危的病变降低放疗剂量，以及应用三维适形放疗。①质子放疗：能够将大多数能量聚集在靶区，这一独特能力也可以尽量减轻放疗对周围正常组织的损伤。质子放疗已经用于治疗某些颅脑肿瘤。与传统光子放疗相比，质子放疗减轻了正常脑组织和脑脊髓轴前结构受到的低剂量辐射暴露。短期来看，质子放疗可以减少血液系统和胃肠道副作用，从而增强患者对同步和辅助化疗的耐受性。长远来看，质子放疗可降低放疗导致神经认知、内分泌、血管和发育后遗症的风险，以及放疗导致继发性恶性肿瘤的风险。这对于拟进行放疗的年幼儿童而言尤其重要。②化疗：在儿童治疗中的作用取决于肿瘤类型和患者年龄。大龄儿童的高级别星形细胞瘤，手术后，常需要联合放疗和化疗等综合治疗。婴儿和幼儿低级别胶质瘤和视通路胶质瘤的手术切除后，化疗是为了推迟或替代放疗，从而减少或避免放疗对这一脆弱群体的远期毒性，即神经认知损伤、发育迟缓和内分泌异常。③姑息治疗：颅脑肿瘤患儿在生命垂危时会出现进行性神经功能恶化，包括丧失交流能力，需要姑息治疗，提高生活质量。临终关怀包括为家属及早提供事前指导和安抚，处理濒死颅脑肿瘤患儿的特殊照护问题。

9. 儿童脑胶质瘤会影响小孩的智力发育吗，对小孩的生长发育有什么影响

儿童胶质瘤治疗后由于肿瘤本身、治疗（手术、放疗和 / 或化疗）或后续继发性恶性肿瘤等原因，通常会有神经、认知、心理和内分泌并发症。这些并发症的危险因素包括：诊断和治疗时年龄 <3 岁、脑积水和 / 或颅脑放疗。神经认知

功能受损是胶质瘤患儿的常见并发症，这些均会造成儿童的生长发育迟滞，学习成绩下降，智商、视觉和运动技能、适应性行为也会变差。此外，颅脑放疗可损伤下丘脑垂体轴，导致内分泌异常，包括甲状腺疾病、生长迟缓、肥胖、青春期异常和不孕不育。此外，对儿童的心理影响也很大。

10. 儿童室管膜瘤有什么特征

颅内室管膜瘤是通常发生于脑室系统室管膜衬里内或附近的胶质肿瘤，最常位于颅后窝，与第四脑室相接。颅内室管膜瘤的发病高峰在儿童期早期，诊断时的中位年龄是 5 岁。成人室管膜瘤更常见于脊髓。大多数颅后窝室管膜瘤患者可因梗阻性脑积水和小脑占位效应而出现头痛、恶心、呕吐、共济失调、眩晕和视神经乳头水肿，后组脑神经也常受累。诊断颅内室管膜瘤需要组织学证实，但术前可结合脑 MRI 特征、肿瘤位置和患者年龄而疑诊室管膜瘤。疑似或确诊颅内室管膜瘤的患者应接受全面的脊髓 MRI 和脑脊液检查，因为多达 10% 的患者在诊断时已有肿瘤播散。颅内室管膜瘤是侵袭性原发性颅脑肿瘤，可能播散至整个中枢神经系统。因为早期治疗较复杂，所以应尽量将患者转至高度专业化的医疗中心，特别是接受次全切除的婴儿和脑脊液细胞学检查阳性的儿童。对所有颅内室管膜瘤患者都推荐最大程度安全切除肿瘤。虽然全切是手术目标，但由于脑干受累或肿瘤邻近其他重要结构，全切不一定可行。术后辅助治疗主要取决于切除程度和患者年龄。对于超过 1 岁且接受全切或近全切的颅内室管膜瘤（WHO Ⅱ级或Ⅲ级）患者，我们推荐术后立即予以局部放疗，但除外以下情况：接受全切的 1~3 岁患儿可在术后采用化疗来代替立即放疗，以避免放疗的神经系统并发症，但这只能用于正式的临床试验中；幕上Ⅱ级室管膜瘤可在全切后予以观察处理，而不是立即放疗；对于接受次全切除的颅内室管膜瘤（WHO Ⅱ级或Ⅲ级）患者，我们建议术后化疗，若条件允许，随后可进行二次探查手术，继以局部辅助放疗，而不是术后立即放疗；对于小于 1 岁的颅内室管膜瘤患儿，我们建议采用辅助化疗作为推迟辅助放疗的过渡措施。即使接受最大程度的治疗，颅内室管膜瘤的复发风险仍较高，长期生存率较低。

11. 脑胶质瘤会复发吗，如果复发应该怎么办

对于良性胶质瘤，如毛细胞型星形细胞瘤如果全切后，通常不会复发，但是对于其他类型胶质瘤，包括弥漫性低级别胶质瘤和高级别

胶质瘤，无论如何治疗，都难以避免复发。对复发或进展性疾病的准确诊断至关重要。需要鉴别是否是假性进展，在确定真性进展前，通常不需要停止化疗。复发后的治疗决策必须个体化确定，需要考虑患者偏好、既往治疗史、功能状态、生存质量及总体治疗目标。再次手术可能有助于鉴别肿瘤复发与治疗诱发的坏死，有助于缩减局部复发肿瘤或缓解症状。局部再次放疗可能对特定的局部复发患者也有用，尤其是长期保持稳定后局部复发的患者。此外，辅助化疗、临床试验、免疫治疗等也起到一定作用。无论是否进行后续治疗，都应向患者提供最大程度的支持治疗，包括控制水肿、控制脑积水、控制癫痫等。此外，在适当时提供姑息治疗和临终关怀也很重要，可提高患者的生活质量。

（杨瑞鑫　白红民）

（五）儿童室管膜瘤

1. 什么是室管膜瘤

室管膜瘤是来源于脑室和脊髓中央管内衬的室管膜细胞或脑内白质室管膜细胞巢的中枢神经系统肿瘤，可发生于神经系统的任何部位，在儿童中恶性更为常见，最常见于后颅窝，在成人中好发于脊髓内。

2. 为什么会长室管膜瘤

目前，大多数颅内肿瘤包括室管膜瘤的发病原因尚不明确，可能的致病因素包括：电离辐射、基因突变、亚硝酸盐食品、病毒或细菌感染等。因此，在现阶段，在病因尚未明确之前，想要预防室管膜瘤的发生是相当困难的。

3. 哪些人容易得室管膜瘤

室管膜瘤呈现明显的年龄、性别及解剖部位的分布特点：

（1）年龄：颅内室管膜瘤主要发生在儿童，脊髓室管膜瘤则多见于成人。颅内室管膜瘤占颅内肿瘤的2%~9%，其中儿童组的发病率较高（2/100万），约占儿童颅内肿瘤的6.1%~12.7%，25%~40%患儿确诊时年龄不足3岁。

（2）性别：室管膜瘤男女发病比例约为（1.5~1.9）：1，男性多于女性，多见于儿童及青少年。

（3）解剖部位：室管膜瘤 3/4 位于幕下，1/4 位于幕上。幕下室管膜瘤大多发生于第四脑室底部，部分位于第四脑室顶或侧壁的小脑蚓部或小脑半球内；幕上室管膜瘤多见于侧脑室，发生于第三脑室者少见，少部分亦可位于脑室外的脑白质内。

4. 如何知道孩子有没有得室管膜瘤

儿童室管膜瘤多数会引起一些症状和体征，根据肿瘤的位置不同可以出现：频繁头痛、恶心、呕吐、颈部疼痛或僵硬、走路不稳、癫痫发作、面瘫、偏瘫、眼睛斜视、视物模糊、背痛、肠功能改变、排尿困难、意识错乱或易激惹等。因此，当孩子出现上述症状或体征时，要及时至医院就诊，并进行全脑全脊髓 MRI（平扫＋增强）检查以明确颅内、脊髓有无肿瘤或脑积水等情况，以便得到及时的诊断和合适的治疗。

5. 一旦查出孩子得了室管膜瘤，是不是代表已经是晚期了

颅内原发性肿瘤很少采用像肺癌、乳腺癌、膀胱癌等身体其他部位肿瘤那样的临床分期，即没有"早期""晚期"这样的说法，而是主要关注它们的病理类型及分子学特征等。对于室管膜肿瘤，其病理分类为：

（1）室管膜下瘤，WHO Ⅰ级；

（2）黏液乳头型室管膜瘤，WHO Ⅰ级；

（3）室管膜瘤，WHO Ⅱ级（又具体分为乳头型、透明细胞型、伸长细胞型）；

（4）室管膜瘤，RELA 融合阳性，WHO Ⅱ~Ⅲ级；

（5）间变性室管膜瘤，WHO Ⅲ级。

其中，WHO Ⅰ级和 WHO Ⅱ级的室管膜瘤属于低级别胶质瘤，偏良性；而 WHO Ⅲ级的室管膜瘤为高级别胶质瘤，偏恶性。

6. 如果孩子得了室管膜瘤，该如何治疗

针对儿童室管膜瘤的治疗，应根据患儿的年龄、病变的部位、肿瘤的病理分型等综合考虑，以制订个体化治疗方案。

（1）手术切除，并明确病理类型：目前，手术是治疗室管膜瘤最关键的一步，

在不引起神经功能缺损的情况下，最大限度地切除肿瘤，但有时可能难以全切；手术除了可以切除病变、解除占位效应以外，还能够明确病理类型，为后续治疗提供可靠依据。

（2）放疗：是一种使用高能量 X 线或其他形式射线杀灭肿瘤细胞或阻止其生长的治疗方式。室管膜瘤对于放疗较敏感，对于 WHO Ⅱ~Ⅲ级的室管膜瘤在手术切除后辅以放疗可以延长生存期，对于具有"脱落转移"的病例，还要做全脊髓放疗。

（3）化疗：是一种使用药物阻止肿瘤细胞生长的治疗方式。化疗对于治疗室管膜瘤的效果有限，对于患者年龄较小而需要推迟放疗时可考虑采用化疗，肿瘤复发时化疗可在短期内控制其生长。

7. 室管膜瘤手术治疗有没有风险或后遗症，出现后怎么办

室管膜瘤的手术治疗为一种常规开颅手术，在人体所有手术中也是属于级别较高的手术，的确具有一定的风险，术后可能会出现一些并发症，如颅内感染（绝大多数可以通过脑脊液引流、静脉应用抗生素治愈）、出血（如术后出血量较大可能需要再次手术）、癫痫（主要通过药物进行控制）、脑积水（可以通过再次手术来治疗）、引起新的神经功能障碍（可能是暂时的也可能是永久性的）等，甚至可能导致长期昏迷、植物生存或死亡。当然，这些并发症的发生率并不是非常高，绝大多数都在 5% 以下；但也要认识到对于某个患者个体或家庭而言，有些并发症一旦出现，引发的后果可能会是灾难性的，因此在决定是否手术之前要充分认识到手术的必要性、局限性以及风险性，既不能盲目地认为手术百分之百安全、刀到病除，也不能因为害怕手术风险而延误治疗。

8. 小孩能不能做放疗，对以后有没有什么影响

对于儿童，尤其 3 岁以下的婴幼儿，放疗可能会影响其生长发育，故 3 岁以下儿童一般不推荐放疗，而是术后先进行化疗，以避免或推迟放疗。但 2017 年 11 月，欧洲神经肿瘤协会（EANO）发布的《室管膜肿瘤的诊断和治疗指南》中对于 18 个月以上的儿童即推荐进行术后适形放疗，因为该指南基于术后先放疗可使 3 岁以下患儿 7 年无进展生存率达 77%，而改变了原有的治疗策略，把术后单纯行辅助化疗、推迟放疗的年龄降低到了 18 个月，尤其是 12 个月以下。另外，对儿童进行放疗后应持续监测认知和内分泌功能。

9. 室管膜瘤是否需要基因检测

随着精准医学时代的到来，利用高通量测序技术研究室管膜肿瘤，将更有利于揭示不同亚型之间的异同，从而为临床精准诊断、治疗和判断预后提供更好的手段。因此，目前分子病理检测已推荐纳入诊疗常规。

国外有研究显示，根据肿瘤组织不同 DNA 甲基化状态及相关基因学改变，将室管膜瘤划分为共 9 个分子亚型，其中涉及儿童室管膜瘤的亚型主要有：

（1）RELA 融合基因阳性的室管膜瘤：主要发生在幕上，免疫组化有特异性的 L1CAM 表达，其预后较经典的室管膜瘤差，因此强烈推荐这组患者进行术后辅助放疗。

（2）后颅窝 A 型室管膜瘤（PF-EPN-A）：好发生于婴幼儿，一般不位于中线部位，难以完全切除，并伴有高复发率，因此国外共识，对于 12 个月以上的 PF-EPN-A 患者，应将最大安全切除和局部放疗确定为治疗规范。

（3）后颅窝 B 型室管膜瘤（PF-EPN-B）：好发于青少年和年轻人，预后相对较好，对于肿瘤全切的患者，即使没有辅助放疗也很少复发。

10. 室管膜瘤复发后，该怎么治疗

WHO Ⅱ~Ⅲ级室管膜瘤常出现原位复发，对于复发室管膜瘤，应考虑再次手术，但二次手术同样存在第一次手术那样可能无法完全切除的限制。除此之外，在复发的病例中，如果之前没有进行过放疗，则建议在二次手术后进行放疗；如果第一次手术后已经接受了放疗，那么就不能再次放疗，所以，这时候化疗就很有必要，可考虑使用铂类化合物或替莫唑胺等。

11. 室管膜瘤患者在医院治疗结束，出院回家后应注意什么

由于室管膜瘤具有易随脑脊液播散和易复发的特点，因此即使接受了手术、放疗和 / 或化疗这样的规范治疗，出院后也应定期（每 3 个月或半年）返院复查头颅和脊髓 MRI，以便及时发现复发或转移病灶并尽早处理。另外，对于有神经功能障碍的患者，尤其要鼓励其适当锻炼，增加康复的信心，并保证均衡营养及充足的睡眠，提高机体免疫力，加速疾病恢复。

（姚书敬　白红民）

十、老年颅脑肿瘤

（一）临床表现

1. 什么是老年颅脑肿瘤

老年颅脑肿瘤是指 60 岁以上老年人所患的颅脑肿瘤。根据世界卫生组织的统计，随地区和种族不同，原发性颅脑肿瘤（包括良性和恶性）的年发病率在（2~19）/10 万，其中良性约占 40%。老年人的颅脑肿瘤多位于幕上，以顶叶最多，其次为颞叶、额叶。

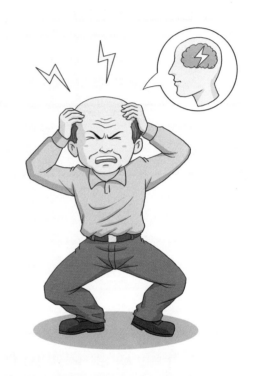

2. 老年颅脑肿瘤有哪些常见肿瘤类型

老年人的颅脑肿瘤可以分为原发良性肿瘤、原发恶性肿瘤和转移癌。在原发良性肿瘤中，以脑膜瘤、听神经瘤、垂体瘤较为多见。在原发恶性肿瘤中，最常见的是胶质母细胞瘤。在转移癌中，转移来源由高到低依次为肺癌、乳腺癌、皮肤癌；另外，黑色素瘤虽然比较少见，但脑转移倾向却是所有肿瘤中最强的（这里转移癌的含义是：身体其他部位的恶性肿瘤通过淋巴管、血管转移到脑组织，在脑组织形成了与原发部位肿瘤相同类型的肿瘤）。此外，神经鞘瘤、表皮样囊肿和皮样囊肿、颅咽管瘤和肉瘤等也有发生。

3. 老年颅脑肿瘤有哪些特殊的临床表现

总的来说，老年颅脑肿瘤起病的表现不典型，多以精神障碍、卒中样急性起病为首发症状，病程长，多表现为间歇性加重，且早期发现困难，误诊率高。

（1）老年人颅脑肿瘤，无论是良性或恶性，其生长速度都比年轻人慢。所以临床上常表现为发病缓慢，病程长，症状和体征隐匿。

（2）老年颅脑肿瘤患者常以精神障碍为首发症状，且精神障碍对老年颅脑肿瘤具有早期诊断意义，这是因为肿瘤可能会侵犯或压迫脑的认知功能区，导致精神障碍。另外，由于颅脑肿瘤病灶多位于脑皮质区，癫痫发作也较多见。

（3）由于老年人易出现脑萎缩，颅腔空隙加大，所以即使颅内已有肿瘤生长，但由于颅腔有更大的空间容纳肿瘤，所以颅内压增高症状出现较晚，甚至可能长时间不出现颅内压增高的表现（颅内高压的主要症状有三点：头痛、呕吐、视神经乳头水肿）。

（4）根据肿瘤大小、位置的不同，老年颅脑肿瘤患者还可出现躯体感觉障碍、运动障碍、失语、视力障碍等不同的神经功能缺失的症状。

（5）据统计，半数以上老年颅脑肿瘤的患者都同时具有两种或两种以上疾病。老年颅脑肿瘤患者也常伴有其他系统疾病如高血压、冠心病、脑血管病、糖尿病、慢性支气管炎、肺气肿等。所以对老年颅脑肿瘤的诊治需要权衡上述共有疾病的轻重缓急、充分评估患者的身体状况、考虑患者和家属的意愿和预期，再根据每个患者的情况选取最佳的治疗方案。

（二）诊断

1. 当老年人出现什么症状时，要警惕可能为颅脑肿瘤

老年颅脑肿瘤的常见表现是智力改变和精神症状、反复癫痫样抽搐发作、头痛持续性加重、缓慢进行性偏瘫或偏身感觉障碍。但是老年颅脑肿瘤的发病率较低，当出现这些特殊症状时，首先要排除高血压、高血脂、糖尿病及心血管疾病等常见老年疾病，因为这些疾病也可能引起这些特殊症状。在排除了这些常见老年疾病后，若出现一些无明显诱因的表现（智力改变和精神症状、反复癫痫样抽搐发作、头痛持续性加重、缓慢进行性偏瘫或偏身感觉障碍），应当警惕颅内肿瘤的可能性，及早去医院就诊，争取做到早发现、早诊断、早治疗。

2. 老年颅脑肿瘤的诊断方法有哪些

（1）依靠病史和查体：病史和神经系统检查可以提示要进一步选择哪些辅助检查手段。医生可通过全面分析所获得的临床资料，仔细研究肿瘤的部位、性质、大小、发展方向及对周围结构的累及程度，做出肿瘤的初步定位及定性诊断，从而选择下一步的检查和治疗措施。

（2）影像学检查：影像学检查对诊断老年颅脑肿瘤极其重要。在常规影像检查中，CT 及 MRI 检查最具诊断价值。

1）头部 X 线：可以粗略反映累及颅骨的颅脑病变。

2）脑血管造影（DSA）：可用于术前评估肿瘤与重要血管的解剖关系及肿瘤的血肿，以判断肿瘤的血供和累及周围血管的程度，合理选择手术方案。

3）头部 CT：CT 密度分辨率高，成像时间短，易于显示颅内肿瘤中含有的钙斑、骨骼、脂肪和液体成分。对比增强 CT 可了解肿瘤的血供和对血管的破坏情况。螺旋 CT 三维重建、分割成像、CT 脑血管造影及脑 CT 静脉成像技术有助于颅内肿瘤的诊断和术前评估。CT 灌注可以测量组织微血管的血流灌注情况，提供脑血流动力学信息，有助于老年颅脑肿瘤的诊断、疗效及预后评估。

4）头部 MRI：头部 MRI 有很好的软组织分辨率，是颅内肿瘤诊断的"金标准"。临床上可以使用的 MRI 成像技术有磁共振灌注成像（PWI）、血氧水平依赖的 fMRI、磁共振波谱（MRS）、弥散加权成像（DWI）、弥散张量成像（DTI）等。

5）神经核医学检查（SPECT 和 PET/CT）：SPECT 可以判断颅脑肿瘤的生长是否活跃、肿瘤的恶性程度，区分肿瘤复发与放射性坏死灶。

6）脑磁图（MEG）：可用于颅内肿瘤引起的致痫灶的定位及肿瘤周围重要功能区的定位。

（3）活检术：对活检取得的肿瘤的病理标本进行病理诊断，可以确定肿瘤的性质、分期、浸润程度等，具有很高的诊断价值。立体定向活检术及开放活检术是颅内肿瘤常用的活检技术。

（三）治疗

1. 老年颅脑肿瘤有什么治疗方法

老年颅脑肿瘤的治疗原则与成人颅脑肿瘤基本相近，但随着年龄的增长，老年人各器官系统衰退，术前常伴有繁杂的并发症，相较于年轻群体，老年人对手术的耐受性有所下降，术后并发症和病死率均较高，术后恢复也比较慢。故老年颅脑肿瘤患者接受手术或放射治疗的概率低，常选择保守治疗。但只要没有绝对的手术禁忌证，手术治疗仍是首选，同时可视情况给予放化疗、免疫治疗等综合治疗措施。

2. 什么样的老年颅脑肿瘤可保守治疗

对于老年颅脑肿瘤患者，在病情和身体条件允许的情况下，还是尽量首选手术治疗。但是相比较年轻人，老年人全身器官功能衰退，对手术的耐受性下降，手术风险较高，术中死亡率、术后并发症的发生率均比年轻人要高，所以老年颅脑肿瘤患者比年轻人更倾向于保守治疗。一般情况下，全身情况略差，年龄过大的患者应予以部分切除以达到减压的目的；恶性颅脑肿瘤颅内压增高不明显者，尤其是复发肿瘤，以及全身状况极差者，不应勉强手术，治疗这类患者时，应以延长生命为目的，可选择放疗或化疗。

3. 什么样的老年颅脑肿瘤应该手术治疗

决定是否手术的重要标准是患者术前全身功能状态，再根据肿瘤的性质和部位进行综合考虑，对于深部或位于重要生命中枢的良性肿瘤，要权衡利弊，再决定治疗方案，制订个体化的治疗策略。一般情况下，若老年患者术前全身情况较好，则选择尽力全切肿瘤。虽然老年人对手术的耐受较差，但是只要没有绝对禁忌证，手术治疗仍然是治疗颅脑肿瘤的首选方法，在病情和身体条件允许的情况下，还是尽量选择手术治疗。

4. 老年颅脑肿瘤的预后如何

老年颅脑肿瘤的预后取决于肿瘤的性质、病理类型、生长部位及自身身体状况等。一般来说，恶性颅脑肿瘤如胶质母细胞瘤、转移瘤等病程进展比较迅速，术后易复发，预后差。相对而言，脑膜瘤、听神经瘤等多属于良性肿瘤，若能做到肿瘤全切，则术后复发较少见，预后较好。此外，如果颅脑肿瘤影响到大脑的重要部位，即使是良性肿瘤，也会引起严重的后果。

5. 老年颅脑肿瘤可以中药治疗吗

中医药在肿瘤治疗领域主要目的在于改善患者痛苦症状，提高生活质量，减少手术后并发症，预防肿瘤复发转移等。中医治疗肿瘤主要是选用汤剂，其他还包括针灸、推拿、饮食疗法等。但是肿瘤患者一定要在正规医生的指导下合理正确使用中药，不能滥用或过度依赖中药。

6. 老年颅脑肿瘤术后有什么并发症

老年人因为体质较弱，对手术的耐受性较弱，因此术后发生并发症的概率要比年轻人高，老年颅脑肿瘤患者常见的术后并发症有：术后感染和中毒性休克、术后血肿、术后重度脑水肿、术后急性脑梗死、肾衰竭和电解质紊乱、术后癫痫发作、心肌梗死等。

其中术后感染是老年颅脑肿瘤患者术后最常见的并发症。由于老年人可能有脑萎缩，颅腔的空隙加大，血肿或水肿对脑组织的压迫作用不会很明显，术后血肿或水肿的症状可能会被掩盖。由于老年人自我调节能力下降，不能够很好地应对手术所导致的血流动力学的变化（例如血黏度增高导致的血液流速减慢、血管痉挛等），因此可能会引起急性脑梗死或心肌梗死。手术应激还会引起全身激素水平的变化，导致消化道的溃疡和出血。由于肿瘤对脑皮质的损伤，术中脑牵拉时间过长，术后水肿、出血等因素，患者术后可能会有癫痫发作。此外，老年颅脑肿瘤患者常同时患有高血压、冠心病、糖尿病等基础疾病，各器官的功能可能已经受损，肾脏等脏器不能及时从手术应激状态中恢复过来，可能会发生肾衰竭和电解质紊乱。

　　因老年人术后通常需要长期卧床，再加上全身抵抗力下降，老年颅脑肿瘤患者术后易发生肺部感染和中毒性休克，这也是老年颅脑肿瘤患者术后死亡的最主要原因。此外还有其他原因也会导致患者术后死亡，由高到低依次为：术后血肿、术后重度脑水肿、肾衰竭及电解质紊乱、急性心肌梗死。另外，老年颅脑肿瘤的术后并发症也可能导致患者术后死亡，如急性脑梗、消化道出血、术后癫痫大发作等。

7. 老年颅脑肿瘤术后要注意什么

　　老年颅脑肿瘤手术后主要是要控制各种术后并发症，老年颅脑肿瘤患者由于全身状况下降，更易引起术后并发症，减少老年患者的术后并发症是手术治疗的重要组成部分。以下列举老年颅脑肿瘤术后常见的并发症及处理方法。

　　（1）术后感染及中毒性休克：按时配合医护人员伤口换药，早期活动减少卧床时间；加强吸痰、雾化等护理措施；术后及时复查血常规、生化、胸部 X 线。

　　（2）脑缺血改变：术后可在医生指导下应用抗痉挛药及血管扩张药，减少术后脑缺血的发生。

　　（3）术后血肿：老年脑萎缩易掩盖术后血肿的症状，术后患者及家属要配合医护人员进行严密的观察。

　　（4）术后重度脑水肿：老年人脑萎缩易掩盖脑水肿的症状，若一旦发现病情加重，脑水肿明显，应积极考虑二次手术，去骨瓣减压以度过脑水肿期。

　　（5）消化道出血（应激性溃疡）：术后可在医生指导下使用 H_2 受体拮抗剂及止血药，预防消化道大出血。

　　（6）术后癫痫发作：术后可使用抗癫痫药，预防癫痫发生。

　　（7）肾衰竭和电解质紊乱：在医生指导下合理控制液体的摄入量，非必要时尽量少使用肾毒性药物，积极纠正电解质紊乱。

8. 老年颅脑肿瘤术后如何康复

　　颅脑肿瘤及其治疗可能导致诸多躯体功能障碍，如疼痛、脱发、感觉丧失、麻痹、运动障碍、共济失调、神经功能损伤、淋巴水肿、疲乏，甚至截肢等。老年人因身体条件较差，术后更容易产生一些不良的后遗症，可能会对后续的生活造成很大的影响，因此术后康复在老年颅脑肿瘤的治疗中起到了至关重要的作用。躯体功能康复是肿瘤康复治疗的主要内容，应贯穿肿瘤治疗全过程，在术后身体条件允许的情况下，应当尽可能早期在医生的指导下尝试恢复患者的躯体功能，避免可能的并发症的出现。此外，支持性心理治疗在患者康复过程中也起到重要的辅助作用。由于老年人群的特殊心理状态、疾病经济负担、活动受限等因素，老年颅脑肿瘤患者也普遍存在各种心理问题。老年人在术后需要更多来自家人的支持和陪伴，以提高老年人战胜疾病的信心。总之，老年颅脑肿瘤的康复治疗是针对躯体功能障碍及心理问题而展开的多学科综合干预，争取使老年患者的功能达到或基本达到疾病前水平，去除或减轻晚期患者的痛苦，帮助老年患者达到和维持躯体、心理和生活能力等方面的最佳状态。可实施的措施如下。

（1）贯彻多学科支持治疗，包括对症支持、精神心理支持、家庭和社会支持等，其中来自家人的精神支持与躯体照顾是老年肿瘤康复治疗的重要有机组成部分。

（2）老年颅脑肿瘤患者常常伴有其他系统的基础疾病，肿瘤与其他基础病或并发症之间可能会相互作用产生叠加效应。因此，在治疗老年肿瘤的同时，应及时控制其他基础疾病可能造成的不良影响。

（3）适当制订阶段性康复目标，让患者的不适症状在一定时期内得到改善，从而提高患者对治疗的信心和后续治疗的依从性。

（4）及时动态地评估患者躯体、心理功能，掌握患者的康复治疗需求，及早发现不良状况并早期给予有效的缓解或控制。

（5）鼓励患者多活动，可缓解患者焦虑状态、促进身体功能恢复并减少压疮（由长期卧床导致）等并发症的产生。

（张钧泽　何蕲恒　付伟伦）

十一、脊柱与椎管内肿瘤

1. 什么是脊柱与椎管内肿瘤

椎管内肿瘤是指生长于脊髓及与脊髓周围组织，包括神经根、硬脊膜、血管、脊髓及脂肪组织等的原发性肿瘤，或身体其他部位转移到这些结构的肿瘤。

2. 椎管内肿瘤有哪些种类

根据肿瘤与脊髓、硬脊膜的关系，分为髓内肿瘤、髓外硬脊膜下肿瘤和髓外硬脊膜外肿瘤三类，有的神经鞘瘤肿瘤可横跨硬脊膜，呈哑铃形生长。

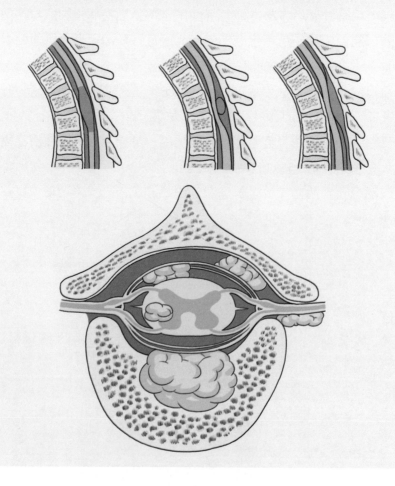

（1）髓外硬脊膜外肿瘤：该位置肿瘤恶性常见，起源于椎体或硬脊膜外组织，包括肉瘤、转移癌等。其他还可见先天性脂肪瘤，为良性。

（2）髓外硬脊膜下肿瘤：绝大部分为良性肿瘤，最常见为神经鞘瘤、神经纤维瘤、脊膜瘤。

（3）髓内肿瘤：最常见为室管膜瘤，其次还有星形细胞瘤、海绵状血管瘤，还包括一些先天性肿瘤，如皮样或表皮样囊肿、脂肪瘤、畸胎瘤等。

3. 椎管内肿瘤的常见表现有哪些

椎管内肿瘤的病程可分为根性痛期、脊髓半侧损害期、不全截瘫期和截瘫期四个期。

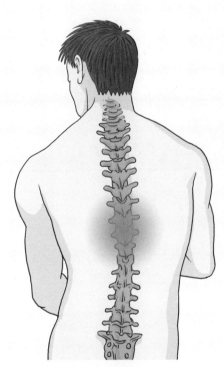

（1）神经根性痛：是脊髓肿瘤早期最常见症状，疼痛部位与肿瘤所在水平的神经分布一致，对定位诊断有重要意义。神经根性痛常为髓外肿瘤的首发症状，其中颈段和腰段肿瘤更多见。硬脊膜外转移瘤疼痛最严重。

（2）感觉障碍：感觉纤维受压时表现为感觉减退和感觉错乱，被破坏后则感觉丧失。髓外肿瘤从一侧挤压脊髓移位，表现为肿瘤平面以下同侧肢体瘫痪和深感觉消失，对侧痛觉和温度觉减退。

（3）肢体运动障碍及反射异常：肿瘤压迫神经前根或脊髓前角，出现肌张力低（软瘫）和肌萎缩。肿瘤压迫脊髓，表现为肌张力高（硬瘫）。

（4）自主神经功能障碍：最常见大小便障碍，小便障碍表现为排尿困难、尿潴留，病情继续加重可导致尿失禁；大便障碍表现为便秘或大便失禁。

4. 椎管内肿瘤需要做哪些检查

磁共振成像（MRI）可清楚地显示肿瘤、脑脊液和神经组织。CT扫描见病变部位椎管扩大，椎体后缘受压破坏，椎管内软组织填充。脊髓血管造影（DSA）或脊髓CT造影（CTA）可除外脊髓动静脉畸形。

5. 脊柱和椎管内肿瘤怎么治疗

除患者全身状况差或已有肿瘤广泛转移情况外，均建议早手术治疗。良性肿瘤全切除，一般神经功能恢复满意。分界清晰的髓内肿瘤如室管膜瘤、星形细胞瘤也可能全切肿瘤而保存脊髓功能。一些恶性髓内肿瘤难以彻底被手术切除，放射治疗对某些恶性肿瘤有效，可以作为术后的辅助治疗。

6. 椎管内肿瘤患者手术后需要注意什么

（1）高颈段（颈4水平以上）脊髓肿瘤手术后可能出现呼吸功能障碍，术后早期患者一般须在ICU监护。

（2）术后早期须密切观察四肢活动情况，如患者麻醉清醒后背部及肢体剧痛难忍、烦躁，感觉障碍平面上升，肢体力弱加重时，应考虑到术区出血可能，应及时进行CT或MRI检查，紧急情况下甚至需要手术探查。

（3）术后常应用激素减轻脊髓水肿。

（4）如系恶性胶质瘤或其他恶性肿瘤，术后根据组织病理及分子病理结果进行放化疗等综合治疗。

7. 椎管内肿瘤术后怎么护理

（1）卧硬板床，床面要干燥、平整、柔软。肢体活动障碍者加强被动活动。家属应在护士的指导下帮助患者活动四肢。

（2）防止褥疮的发生，定时翻身。以"轴式"翻身法，即翻身时使头肩部和腰、腿保持在一条线上，以防脊柱不稳定，造成脊髓损伤。

（3）高位颈髓患者注意观察呼吸，术后保持呼吸道通畅。

（4）保留导尿，防止泌尿系统感染。

（5）因躯体神经麻痹，瘫痪对冷热、疼痛感觉消失，用热水袋或热敷时要防止烫伤。

（6）脊髓患者术后常引起胃肠功能紊乱、胃肠麻痹、腹胀严重，可用肛管排气。

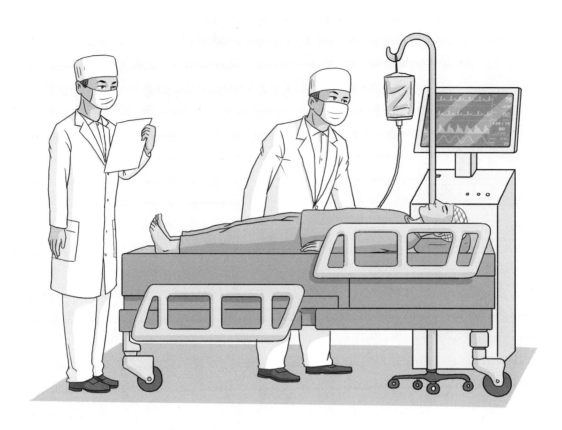

8. 为什么有些脊髓髓内肿瘤不能进行全切除

对于脊髓室管膜细胞瘤、边界清楚的星形细胞瘤，以及血管母细胞瘤、海绵状血管瘤和神经鞘瘤等，应力争做全肿瘤切除，以避免或延缓肿瘤复发与再出血；对于脂肪瘤，宜作次全肿瘤切除或大部肿瘤切除；对于呈浸润性生长的高度恶性胶质瘤（如弥漫中线胶质瘤、转移瘤），手术目的是脊髓减压、保留和改善脊髓功能，明确组织学和分子病理诊断，不应片面追求全切肿瘤而造成严重的神经功能障碍，严重影响患者的生活质量。

9. 影响脊髓髓内肿瘤术后疗效的因素有哪些

脊髓髓内肿瘤术后疗效取决如下因素：①肿瘤的性质和部位；②术前神经功能状态；③症状持续的时间长短；④治疗方法选择；⑤术后护理和康复措施等。

10. 最常见的椎管内肿瘤是哪种，有哪些特征

椎管内神经鞘瘤约占所有椎管内肿瘤的 30%，是椎管内最常见的肿瘤。椎管内神经鞘瘤一般为良性，但约 2.5% 为恶性，多发生在多发性神经纤维瘤病患者中。神经鞘瘤在整个椎管的各个节段均可发生，大多为单发。多见于青壮年，发病高峰年龄在 20~40 岁，男女性别之间无显著差异。

11. 椎管内神经鞘瘤发病原因是什么

肿瘤形成的确切原因至今仍不明确。很多观点认为肿瘤的发生及生长与基因水平的分子改变有关。少数患者肿瘤多发，常合并神经纤维瘤病（NF），包括神经纤维瘤病 I 型（NF1）、神经纤维瘤病 II 型（NF2），以及多发性神经鞘瘤病。前两种类型的神经纤维瘤病已被广泛研究，神经纤维瘤病均为常染色体显性遗传，具有高度的遗传率。而多发性神经鞘瘤病的致病原因尚不明确。

12. 椎管内神经鞘瘤有哪些症状

主要的临床症状和体征表现为疼痛、感觉异常、运动障碍和括约肌功能紊乱。病程大多较长，有时病程可达五年以上。肿瘤发生囊变或出血时呈急性过程。首发症状最常见者为神经根痛，发生率达 80% 左右。上颈段肿瘤的疼痛主要在颈项部，偶向肩部及上臂放射；下颈段的肿瘤疼痛多位于颈后或上背部，并向一侧或双侧肩部、上肢及胸部放射；上胸段的肿瘤常表现为背痛，放射到肩或胸部；胸段肿瘤的疼痛多位于胸腰部，可放射到腹部、腹股沟及下肢。胸腰段肿瘤的疼痛位于腰部，可放射至腹股沟、臀部、大腿及小腿部。腰骶段肿瘤的疼痛位于腰骶部、臀部、会阴部和下肢。

以感觉异常为首发症状者占第二位，其可分感觉过敏和感觉减退两种情况。前者表现为蚁行感、发麻、发冷、酸胀感、灼热；后者大多为痛、温及触觉的联合减退。感觉障碍一般从远端开始，逐渐向上发展，患者早期为主观感觉异常，而体检无阳性发现，继之出现感觉减退，最后所有感觉伴同运动功能一起丧失。圆锥、马尾部已无脊髓实质，故感觉异常呈周围神经型分布，典型的是肛门和会阴部皮肤呈现马鞍区麻木。

以运动障碍为首发症状者占第三位。多数患者就诊时已有不同程度的行动困难，有半数患者已有肢体瘫痪。运动障碍发现的时间因肿瘤部位而异，圆锥或马

尾部的肿瘤在晚期时才会出现明显的运动障碍，胸段肿瘤则较早出现。

大小便功能紊乱往往是晚期症状，表明脊髓部分或完全受压。

13. 椎管内神经鞘瘤的治疗方法和预后怎样

良性神经鞘瘤的治疗主要为外科手术切除。绝大多数病例可实现肿瘤全切除，进而达到治愈，复发率低。肿瘤体积大及肿瘤的分块切除是肿瘤复发的危险因素。恶性神经鞘瘤预后差。

14. 椎管内脊膜瘤有哪些发病特点

椎管内脊膜瘤发病率仅次于神经鞘瘤而居第二位。本病 75%~85% 发生于女性，好发年龄为 40~70 岁，在神经纤维瘤病Ⅱ型患者中发病率增加。80% 位于胸段椎管，颈段次之。

15. 为什么女性多见脊膜瘤

脊膜瘤的发病原因可能和性激素相关。因此女性发病率要远远高于男性，女性患者大约是男性患者的 4 倍，故认为性激素在脊膜瘤的发生及肿瘤增长中起重要的作用。

16. 脊髓室管膜瘤有哪些发病特征

室管膜瘤是成年人最常见的髓内肿瘤，占髓内肿瘤的 40%~60%。髓内室管膜瘤好发于中年人群，平均发病年龄为 40 岁。发病部位主要为颈段，胸腰段次之。肿瘤位于脊髓内，沿脊髓纵轴膨胀性生长，可累及多个脊髓节段。

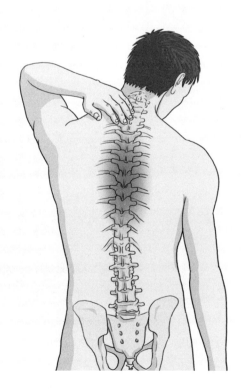

17. 脊髓室管膜瘤的临床表现有哪些

除恶性（间变性）室管膜瘤外，绝大多数髓内室管膜瘤均呈缓慢生长，故其发病症状较轻微，病程进展十分缓慢，少数患者因瘤体出血而呈急性发病或病情突然加重。

首发症状以自发性疼痛常见，与髓外其他类型肿瘤、椎间盘突出引起的神经根痛相比，其疼痛程度相对较轻，定位模糊，不沿神经根走行分布，多主诉为颈肩部、胸背部或肢体疼痛。随着肿瘤进展，症状多为肿瘤部位所在水平相应肢体麻木、不适、乏力，逐渐出现脊髓受压症状，常有不同程度的感觉分离现象。自主神经障碍出现较早，早期多表现为小便费力，受累平面以下皮肤汗少。病变累及高颈髓甚至脑干时，常出现后组脑神经及膈神经损伤症状，严重者可合并呼吸困难。位于腰骶部病灶常伴脊髓栓系综合征，可在早期出现排尿排便障碍、会阴和大腿内侧异样感觉。

18. 脊髓室管膜瘤怎么治

主要是手术治疗，一经明确诊断即应早期采取手术切除。髓内室管膜瘤的手术原则是在保护脊髓功能的前提下达到肿瘤完全切除。术中运用现代化的电生理监测技术有助于脊髓功能的保护。

19. 脊髓室管膜瘤的预后怎样

相比颅内室管膜瘤，脊髓室管膜瘤更趋向良性特征，常有良好的边界，也较容易全切。需要强调首次手术的重要性，首次手术应尽可能全切，全切可以实现临床治愈。对于间变性室管膜瘤尚无较好的治疗方法，易复发，预后较差。

20. 脊髓星形细胞瘤有哪些发病特征

星形细胞瘤是脊髓内常见肿瘤之一，发病率仅次于室管膜瘤，居第二位，多发生于20~50岁的成人。约75%的髓内星形细胞瘤发生于颈胸段脊髓，约半数病理为高级别（恶性）。

21. 脊髓星形细胞瘤有哪些常见临床表现

疼痛是最常见的症状，约占50%~75%，下肢僵硬和痉挛占20%~30%，也可有肢体麻木和无力，或有其他感觉异常或大小便功能障碍。低度恶性星形细胞瘤的病程发展过程较长，平均为2~3年，恶性星形细胞瘤病程短，平均为 2 周至 4 个月。

22. 脊髓星形细胞瘤该怎么治疗

手术切除是脊髓星形细胞瘤的主要治疗手段。因肿瘤沿脊髓纤维侵袭性生长，考虑到脊髓组织功能的重要性和复杂性，实现肿瘤全切困难。手术原则是在力争保证神经功能的前提下，尽可能多的切除肿瘤组织，解除脊髓组织的压迫。术后是否应进行放射治疗尚存在争议，对于低级别星形细胞瘤，目前尚无可靠证据显示患者能从放疗中获益，即便不能全切，一般亦不推荐进行放疗；对于高级别星形细胞瘤，因肿瘤复发风险高，可推荐放疗。在肿瘤分子病理时代，通过现代的病理组织学染色及基因检测，根据肿瘤特异的分子标志物表达情况，可尝试进行精准基因与免疫治疗，但目前尚处于研究探索阶段。

23. 哪些脊髓星形细胞瘤患者需要手术治疗

（1）术前根据临床症状和体征，以及影像学检查，基本明确为脊髓内星形细胞瘤诊断。

（2）排除炎症、多发性硬化等脊髓变性疾病可能。

（3）患者全身状况能耐受手术过程。

（4）未发生脊髓神经功能完全受损。若已经出现脊髓神经功能完全受损（完全截瘫），则手术意义不大。

24. 脊髓星形细胞瘤的预后怎样

低级别的髓内星形细胞瘤（WHO Ⅰ/Ⅱ级）组织学表现偏于良性，手术能全切或次全切除，预后较好。对于高级别恶性星形细胞瘤（WHO Ⅲ/Ⅳ级），进展迅速，仅能进行姑息性手术，预后差。不同于颅内星形细胞瘤，高级别星形细胞瘤出现蛛网膜下腔播散相当常见，常是病情迅速恶化的原因，术后中位生存时间仅约为 1 年。影响脊髓星形细胞瘤预后的其他因素有年龄、性别、病程、术前神经功能状况、是否伴发囊变等。

25. 脊髓血管性肿瘤有哪些种类

脊柱脊髓血管性肿瘤为良性血管性占位性病变。根据解剖部位可以分为髓内病变与髓外病变两大类。髓内血管性肿瘤主要包括海绵状血管畸形和血管母细胞瘤，髓外病变主要包括椎体血管瘤和椎管内硬膜外海绵状血管畸形。

26. 哪些脊髓海绵状血管畸形患者需要手术治疗

无症状的脊髓海绵状血管畸形年再出血率为 1.4%~4.5%；而有症状的脊髓海绵状血管畸形再出血率最高可达 66%，反复出血容易导致神经功能恶化。因此，一旦脊髓海绵状血管畸形出现症状，确定诊断后建议积极手术治疗。对于有症状的脊髓海绵状血管畸形应选择早期手术切除病灶，以防止再出血对神经功能的进一步损害，尤其是缓慢进展型和反复发作型患者。

但对于急性出血起病的患者，早期急诊手术可能对已经受累的脊髓更加不利，手术时机的选择应慎重。若患者的神经功能没有明显下降，建议延迟 3~4 周手术，这有利于减少出血，减轻脊髓肿胀，另一方面，在血肿吸收的过程中，病变和正常脊髓组织间会逐渐形成一层胶质增生带，适当延期手术有利于术者在术中辨认正常组织和病变间的界线，减少手术带来的副损伤。随着显微外科技术及术中电生理监测技术的提高，外科手术风险已明显下降。

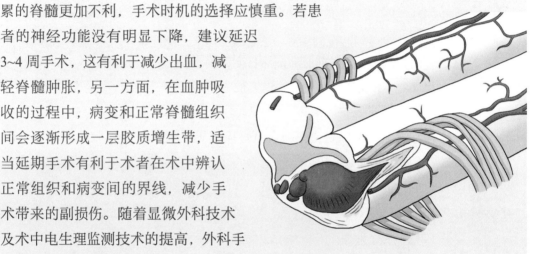

27. 脊髓髓内血管性肿瘤患者预后怎样

脊髓血管性肿瘤为良性病变，边界清晰，手术可实现全切除，疗效良好。长期预后主要与术前的功能状态及病程相关。对于少数肿瘤与脊髓粘连紧密，无法实现手术全切除的患者，有复发风险，需严密规范化随访，不建议放疗。

28. 椎管内先天性肿瘤有哪些种类

椎管内先天性肿瘤系由胚胎发育期残存的胚层细胞发展而成，包括表皮样囊肿、皮样囊肿、畸胎瘤、肠源性囊肿、脂肪瘤等。大多数椎管内先天性肿瘤皆为良性病变。

29. 发现椎管内先天性肿瘤该怎么治疗

椎管内先天性肿瘤多为良性病变，对于无明显症状及神经功能缺陷的病例，可选择对症治疗、观察、定期随访。一旦出现症状可选择手术切除。手术的时机及方法依据患者的年龄、个人诉求、病变的部位、肿瘤大小、肿瘤与脊髓及脊神经的关系有不同的抉择，具体应遵循以下原则：

（1）病变大多数为良性病变，全切后可获得较好的疗效，故手术时尽量全切肿瘤并保护正常组织。

（2）术中使用神经电生理监测技术有利于保护神经功能并实现肿瘤全切除。

（3）术中游离的椎板以钛片及钛钉整体复位加以固定，保留脊椎的解剖完整性。

30. 椎管内先天性肿瘤患者的预后怎样

椎管内先天性肿瘤绝大多数属于良性肿瘤，术后一般恢复良好，如不能全切肿瘤，容易复发，但一般复发较慢。复发肿瘤可再次手术治疗。

（王永志）

十二、脑转移瘤

1. **什么是脑转移瘤**

脑转移瘤是指其他部位的恶性肿瘤扩散转移至脑内，约有 30% 的肿瘤或癌症患者会产生颅内转移的症状并因此就诊。

2. **脑转移瘤有什么流行病学特点**

脑转移瘤的发病率约为原发性颅内肿瘤的 10 倍，约为（8.3~11）/10 万。绝大多数脑转移瘤患者有已知的原发病灶，10%~15% 的患者查不到原发灶，其中一半脑转移瘤为多发颅内转移。

3. **哪些肿瘤容易发生脑转移**

脑转移瘤中以肺癌发生的脑转移最为常见，小细胞肺癌脑转移的发生率可高达 70%~80%。其他肿瘤包括乳腺癌、黑色素瘤、胃肠道癌也是比较容易发生脑转移的肿瘤，泌尿生殖系肿瘤和皮肤癌相对较少发生脑转移。

4. **脑转移瘤的常见转移途径有哪些**

一般认为恶性肿瘤转移至颅内有三条途径：①经血流；②经淋巴管；③直接侵犯。其中经血流为最多见的途径。转移途径和转移部位与原发肿瘤的部位和特点有关。

5. **脑转移瘤容易发生在大脑的什么部位**

转移灶可分布于脑的任何部位，由于肿瘤细胞主要通过动脉播散，癌栓容易在动脉（特别是大脑中动脉）末梢滞留，因此幕上（5/6）的脑转移瘤较幕下（1/6）的多见。幕上以额、顶和颞叶多见，占 70% 以上，幕下以小脑半球多见。其他少见部位有基底节、下丘脑、垂体、脑干、脉络膜丛、松果体、第四脑室、半月神经节、视神经或嗅神经等。除此之外，脑膜和颅骨也可看到肿瘤转移。

6. 脑转移瘤的主要临床症状有哪些

（1）颅内高压症状：头痛、恶心、呕吐、视神经乳头水肿。

（2）神经功能缺失症状：根据肿瘤转移部位的不同，会产生相应的体征，如偏瘫、偏侧感觉障碍、失语、偏盲等症状。转移至小脑的患者可能会出现眼球震颤、共济失调等症状，还可有吞咽困难、易呛咳等后组脑神经症状。

（3）癫痫：多为局限性发作。

（4）精神症状：常见表现为反应迟钝、表情淡漠等。

（5）脑膜刺激征：脑膜转移时常出现脑膜刺激征。

7. 脑转移瘤常需要做哪些检查

（1）血液检查：特异性的肿瘤标志物检测可以帮助诊断和评价治疗效果。

（2）CT：是筛查最常用的手段之一，不仅可定位，还可显示肿瘤的大小、形状及脑组织、脑室的改变，特别易于发现多发性肿瘤、类圆形或形状不规则的肿瘤。CT下呈高密度或混杂密度影，混杂密度者提示肿瘤内有坏死、囊变。强化后大多有明显的块状或环状增强、肿瘤周围常有低密度脑水肿带，可见脑室受压变形，小脑肿瘤可见第三脑室以上对称性扩大。

（3）MRI：MRI在脑转移瘤的诊断中是较CT更为重要的检查，不但可以增加微小病灶的检出率，而且还能精确显示肿瘤和重要神经结构的关系。若要鉴别原发颅脑肿瘤和继发的转移瘤，一般需要做增强MRI，可以更好地显示病变，提高诊断率。

（4）PET/CT：在脑转移瘤的患者中，PET/CT经常被用来寻找原发病灶的部位或者筛查除了原发病灶，另外还有哪些部位发生了肿瘤的脑转移。

（5）病理及基因检测：无论是手术切除还是活检，一般都需要对病理组织进行基因检测，明确病理性质，为选择适当的化疗方案、靶向药物或免疫治疗提供精准的信息。

8. 目前脑转移瘤的常用治疗方法有哪些

目前脑转移瘤的治疗方法有：①手术治疗；②立体定向放射外科治疗；③全脑放疗；④靶向治疗；⑤化疗；⑥免疫治疗。

9. 哪些脑转移瘤患者适合手术治疗

手术切除是治疗脑转移瘤的常用方法之一。对于肿瘤部位比较浅、处于非重要功能区、无全身严重疾病、伴有急性颅内压升高及新诊断脑转移的患者，标准治疗方案是手术切除单发的脑转移病灶。脑单发转移瘤，一般状况较好，原发肿瘤已切除，未发现其他部位转移者，可做肿瘤切除术。手术治疗包括肿瘤切除术及姑息性或减压手术。若原发肿瘤虽未被切除，但有手术切除的条件，而脑部症状比较重，比较急的患者，可先做脑转移瘤的切除，待颅内压高的症状缓解后，再做原发部位肿瘤的手术切除。

10. 哪些脑转移瘤患者适合全脑放疗

（1）脑转移病灶≥4个，不适合进行手术治疗，或者肿瘤范围比较广，难以实施手术或立体定向放射治疗。

（2）患者一般情况比较差，颅外病灶控制不好以及颅内病情进展较快。

（3）目前对于多发性脑转移瘤（≥4个转移灶），NCCN指南推荐为：首先考虑全脑放疗或立体定向放射外科治疗。标准的全脑放疗方案是30Gy/10F或37.5Gy/15F。对于一般情况较差的患者可以实施20Gy/5F。

11. 哪些脑转移瘤患者适合采用立体定向放射外科治疗

（1）转移瘤的直径≤30mm，存在多发性转移灶：可优先选择立体定向放射外科治疗。

（2）转移瘤直径≥30mm的单发灶/多发灶：可先行外科手术，解除占位效应后，再行立体定向放射外科治疗。

（3）弥漫性转移瘤：可先行立体定向放射外科治疗，之后辅以全脑放疗。

（4）手术、放疗后复发的病例：一般选择立体定向放射外科治疗。

12. 哪些脑转移瘤患者适合进行靶向治疗和免疫治疗

理论上只要在肿瘤细胞上发现可以治疗的靶点，并且没有用药禁忌证，都适合选择合适的靶向药物进行治疗。靶向治疗包括肿瘤细胞的靶向治疗和肿瘤血管的靶向治疗，肿瘤细胞靶向治疗是将肿瘤细胞表面的特异性抗原或受体作为靶点，而肿瘤血管靶向治疗则是通过肿瘤区域新生毛细血管内皮细胞表面的特异性抗原或受体起作用。靶向治疗是在细胞分子水平上，针对已经明确的致癌位点的治疗方式。可设计相应的治疗药物，药物进入体内会特异地与致癌位点相结合发生作用，使肿瘤细胞发生特异性死亡，而不会波及肿瘤周围的正常组织细胞。越来越多的证据表明靶向治疗或免疫治疗对于脑转移瘤的疗效，特别是黑色素瘤、*EGFR* 突变的非小细胞肺癌、*ALK* 融合阳性的非小细胞肺癌和 *NTRK* 融合的脑转移瘤，以及一小部分 HER2 阳性的乳腺癌导致的脑转移瘤。

13. 脑转移瘤的预后如何

脑转移瘤的预后与多种因素有关，如脑转移被发现的时间早晚、转移灶的大小和数量、孤立病灶是否处于重要功能区、是否有明显的症状和体征、与原发肿瘤的发病间隔时间和有无其他部位转移等。发生脑转移后，如果不进行特殊治疗，中位生存时间仅为 1 个月。如给予积极治疗，生存期明显延长，但预后仍较差。脑转移瘤的激素治疗可减轻水肿，降低颅内压，同时可减轻放疗引起的水肿加重。除无高颅压症状外，均应适当给予激素和甘露醇脱水治疗。激素治疗 6~24 小时后症状开始出现改善，3~7 天达到最佳状态，约 70% 的患者可出现症状改善。全脑放疗不仅能改善脑转移患者的中位生存时间，同时使患者的生活质量得到提高，生存时间由单纯对症治疗的 1~2 个月提升到 4~6 个月。

（陈宝师）

十三、少见颅脑肿瘤

（一）血管母细胞瘤

1. 血管母细胞瘤是什么

血管母细胞瘤是一种相对罕见的中枢神经系统肿瘤，是高度血管分化的良性肿瘤。患者以青壮年为主，好发于 20~40 岁，男性多于女性。这一肿瘤最常见的发病部位是小脑、脑干或脊髓，在脊髓肿瘤中约占 4%，在成人后颅窝肿瘤中占 7%~10%。血管母细胞瘤可为散发性疾病或希佩尔 - 林道（von Hippel-Lindau，VHL）病的部分表现，散发性血管母细胞瘤通常为单个肿瘤，患者诊断年龄较大；而在 VHL 综合征患者中，往往存在多个肿瘤，初诊平均年龄较小，且常与视网膜血管瘤、内淋巴囊肿瘤、肾细胞癌、嗜铬细胞瘤、胰腺囊肿和神经内分泌肿瘤伴发。

2. 什么症状提示得了血管母细胞瘤

血管母细胞瘤可能由于压迫神经、出血或副肿瘤综合征引起局部症状。肿瘤的直接压迫造成的临床症状类型和严重程度与肿瘤位置和大小相关，如发病率最高的小脑血管母细胞瘤可能导致小脑性共济失调、动眼神经功能障碍、运动无力或感觉障碍，而脊髓血管母细胞瘤往往以疼痛为主要临床表现。由于血管母细胞瘤内血管结构占比高，出血是其常见且严重的并发症。位于小脑内的血管母细胞瘤出血后可能引起快速梗阻性脑积水、小脑扁桃体疝或脑干受压，而位于脊髓的肿瘤可引起四肢瘫痪。同时，血管母细胞瘤可见副肿瘤性红细胞增多症。颅内压增高也常见于血管母细胞瘤患者，其临床表现包括头痛、呕吐、视神经乳头水肿及视力减退。应注意的是，部分 VHL 综合征患者临床无明显症状，需要通过进一步影像学检查以明确诊断。

3. 应该做什么检查诊断血管母细胞瘤

与其他中枢神经系统肿瘤类似，影像学检查在血管母细胞瘤的诊断中起重要作用。由于 X 线和 CT 难以观察颅后窝（颅脑后部接近颅底的部位）等较为隐蔽的部位或椎管内较小的肿瘤，故增强 MRI 是目前首选的影像学诊断方法。在 MRI 检查中，血管母细胞瘤的典型特征为发生在小脑内、脊髓表面或脊髓内部的囊肿、增强结节和均匀增强的病灶，在 T_1 加权像常表现为等信号（在 T_1 像上与周围脑组织相似），而 T_2 加权像一般为高信号（在 T_2 像上相较于周围脑组织更亮）。然而，以上特征并没有诊断意义，需要结合临床表现等特征与胶质瘤、脑转移瘤等其他颅内肿瘤相鉴别。同时，考虑到血管母细胞瘤血管结构占比高，脑血管造影可有效显示供血动脉和引流静脉，显示肿瘤结节，可查出 <5mm 的瘤体。

4. 血管母细胞瘤能治吗，怎么治

血管母细胞瘤是一种进展相对较为缓慢的良性肿瘤，目前常用治疗手段主要包括外科手术切除和放疗，抑制血管生成的靶向治疗也是目前考虑的潜在治疗措施。

（1）外科手术：对于散发性、单病灶的血管母细胞瘤，外科手术切除是目前首选的疗法，在保证安全的条件下尽可能切除病灶是外科治疗的目标。而对于 VHL 综合征的患者，其多病灶和并发其他肿瘤的特性使得手术获益并不明确。在具体手术实施方法方面，考虑到血管母细胞瘤的富血管性，建议患者在术前进行血管造影以明确犯罪血管（血管母细胞瘤的供血动脉）。而对于直径相对较大的血管母细胞瘤而言，为了一定程度减少术中及术后出血风险，建议术前通过聚合物微球、乙醇或聚乙烯醇微粒栓塞供血动脉。在进行术前血管栓塞后，术中进行显微镜下病变切除术，往往可以完全切除肿瘤。常见并发症包括术中出血和术后神经系统并发症（如头痛、共济失调等），基本在可接受范围内。

（2）放疗：放疗是血管母细胞瘤另一种常见的治疗方法，目前研究提示，对于以 VHL 综合征患者为代表的多发肿瘤患者及存在明显手术难度的患者而言，以立体定向放射外科（stereotactic radiosurgery，SRS）、外照射放疗（external beam radiation therapy，EBRT）和质子束放疗为代表的放疗也可能是有长期治疗效果的方法。

（3）其他疗法：由于血管生成在血管母细胞瘤发生发展中的促进作用，使用靶向血管内皮生长因子的血管生成抑制剂（可以靶向抑制病灶内血管结构的生成）进行治疗也可能是未来潜在的治疗措施。

5. 血管母细胞瘤会危及生命吗，预后如何

血管母细胞瘤是一种缓慢进展的良性肿瘤，其本身对生命并不会造成显著危害。但其富血管、血供极为丰富的特性，和小脑、脑干、脊髓的好发部位，使得肿瘤破裂导致的急性出血成为患者生命的定时炸弹。故目前大多数神经外科医生建议对患者进行 MRI 随访，若出现神经系统症状进展、肿瘤生长或出血及出血先兆，应及时进行手术切除。目前研究数据表示，进行手术切除后，大多数患者症状改善或稳定，5 年生存率高，且复发率相对较低。

（王裕）

（二）中枢神经系统淋巴瘤

1. 什么是中枢神经系统淋巴瘤

淋巴细胞是我们身体免疫功能的重要行使者，是保护我们健康的"一线士兵"。中枢神经系统淋巴瘤，顾名思义是发生在人体中枢神经系统的由淋巴细胞异常聚集而产生的肿瘤，病变的部位主要是大脑、脑膜、脊髓及眼。统计显示，每 100 万人中只有 7 人罹患此病，是一种罕见的颅脑肿瘤。它主要分为两种类型：一是原发性的，也就是病变直接发生于中枢神经系统；二是继发性的，是由于全身性淋巴瘤转移至中枢神经系统。在这里，我们主要为大家讲解直接发生于大脑的原发性中枢神经系统淋巴瘤。

2. 患病后有什么症状

中枢神经系统淋巴瘤的临床症状十分多样，因为病变可能会影响中枢神经系统的各个区域，而由此就会产生各种不同的症状。常见临床症状包括由于脑神经病变而引起的面瘫、眼部运动障碍、头痛、癫痫、嗜睡、运动障碍和人格改变，而人格改变可能表现为抑郁、情感淡漠、意识模糊和记忆障碍等。由于肿瘤也可能会发生在眼部，所以有些患者也会出现许多眼部症状，比如视野

缺损。病变若出现在脊髓，则会因为影响脊髓的不同位置，而产生不同程度的脊髓病，表现为肢体瘫痪、肌肉萎缩、感觉缺失等。

3. 中枢神经系统淋巴瘤的病因是什么

关于疾病的起因，现在科学家们也还在不断地研究中。有学说认为首先淋巴细胞在中枢以外的地方发生变异，在身体的其他部位转化为肿瘤，然后这些肿瘤细胞随血循环迁移，而由于这些肿瘤细胞表面携带有中枢神经系统特异的标记，他们就像导弹追踪目标一样，特异地追踪中枢神经系统并且聚集在这里，最终导致了疾病发生。也有很多其他的学说来阐明此疾病发生的机制，但是不论是哪一种学说，都需要科学家们去进行更多的研究来进一步证明。应注意的是，由于淋巴细胞是免疫功能的重要行使者，所以免疫缺陷是此疾病的重要危险因素，这一点也得到了统计数据的支持。

4. 中枢神经系统淋巴瘤能治吗，怎么治

不同于其他颅脑肿瘤，由于此肿瘤呈现弥漫性分布，所以手术在治疗中的价值十分有限，一般只用于缓解患者由于肿瘤而产生的脑积水症状。但是与其他脑部恶性肿瘤不同的是，中枢神经系统淋巴瘤对于放疗及特定的化疗药物十分敏感。正因为这些特性，放疗和化疗成为此疾病最主要的临床治疗措施，而其中，甲氨蝶呤被证明是最有效的化疗药物，也因此成为化疗方案的基础药物。目前认为，化疗联合放疗的效果优于单独放疗，也可以显著提升患者的生存时间。但是除此之外，对于最佳的具体治疗方案至今依然没能达成共识，所以如果有临床试验，患者可以酌情考虑加入。在临床治疗中，对于条件合适的患者，首选使用大剂量甲氨蝶呤进行治疗，在症状得到一定缓解后，医生会考虑进行下一步的巩固治疗。在不同情况下的巩固治疗，最佳方案以及效果还在不断地研究中，可以使用的方案包括化疗与自体干细胞移植相结合、低剂量的全脑放疗等。如果患者在经历评估后被判断不适宜进行大剂量化疗，则选择进行全脑放疗。此外糖皮质激素对这种肿瘤也有很好的杀灭效果，只是这种效果并不持久，难以维持，在一些合适的情况下也有应用。当然实际中采取的治疗方案是因人而异的，在确定治疗方案之前，医生都会对患者依据相关标准进行多方面评估，以求确定病变范围，并尽可能了解更多和治疗方案选择相关的信息，力求为患者选择最佳的治疗方案。

5. 治疗之后，还会好起来吗

这种肿瘤是一种少见的恶性颅脑肿瘤，进展迅速，如果不加干预治疗会迅速危及患者的生命，从诊断到死亡只有约 1.5 个月。但是接受放疗的患者可以达到 10~18 个月的生存时间，而化疗放疗结合的患者拥有更长的生存时间，平均达到了 44 个月。现在临床采用的治疗方案虽然无法完全治愈患者，但是已经有效延长了患者的生存时间，有部分患者可以实现长期生存。此外，中枢神经系统淋巴瘤易复发，复发率约为 40%~60%，所以即使在症状缓解后，医生仍然会对患者进行常规随访，以随时发现疾病进展，一旦有复发迹象，也可以及时接受医生的再次评估，以采取合适的治疗手段。

（王裕）

（三）颅内脂肪瘤

1. 什么是颅内脂肪瘤

颅内脂肪瘤是中枢神经组织胚胎发育异常导致的脂肪组织肿瘤，非常少见，发病率仅为 0.08%，在脑部肿瘤中的占比不到 0.1%。这种肿瘤生长非常缓慢，极少发生恶变，是一种良性颅内肿瘤。在常见的发病人群方面，这种肿瘤的发生并没有明显的性别差异，并且各个年龄段的人群都有可能发生，但大约有一半的患者发病年龄在 30 岁以下。

颅内脂肪瘤的发病部位常见于大脑中线，其中胼胝体区域最为常见，约占 50%~64%。颅内脂肪瘤的患者常常容易合并中枢神经系统其他的先天性畸形，比如其中最为常见的胼胝体发育不良或者不发育，此外还可能同时存在脑血管的异常。

2. 患了颅内脂肪瘤会产生什么症状

颅内脂肪瘤患者可能出现多种多样的临床症状，包括头痛、癫痫、精神和智力障碍等，也有极少数严重的患者可能出现偏瘫、脑积水和脑神经麻痹症状，但并没有某一种症状是这种疾病所特有的，同时约有一半患者可能不出现任何明显的不适，因此单从临床症状很难对颅内脂肪瘤进行诊断。但是，正如前文所述，由于脂肪瘤多发于胼胝体区域，而病灶在该区域的患者约有 50% 存在癫痫，因此癫痫可算是该疾病中出现频率较高的症状。当然，多数颅内脂肪瘤患者可能并没有任何症状，只是在头外伤进行检查或者是常规体检时发现了这一问题。

3. 患了颅内脂肪瘤，应该做哪些检查

和多数颅内肿瘤相同，影像学对于颅内脂肪瘤而言是非常重要的一种检查手段，颅内脂肪瘤在大家所熟知的头部 CT 和磁共振成像（MRI）中都有典型的表现，因此，如果在急诊或是体检时医生发现并怀疑患者合并了脂肪瘤，往往会建议进行进一步的影像学检查，帮助明确诊断。

在头部 CT 中，颅内脂肪瘤表现为非常均匀的、边界清晰并且光滑的占位，在 CT 片上颜色较暗，也就是临床医生常常提到的"低密度"，该肿瘤的 CT 值在 −50Hu~−100Hu 范围内，这一数值常常可以在 CT 报告中看见。另外，"钙化"也是颅内脂肪瘤的一大影像学特征，尤其是在年龄较长的患者中，肿瘤周围的钙化更加明显，具体的表现是颜色较暗的肿瘤周围会出现一个环形的亮带。在增强 CT 中，该肿瘤并不会出现强化的表现，即肿瘤内并不会出现有明显的颜色变亮的情况发生。

头部 MRI 也是检查该肿瘤的重要手段，因脂肪瘤内含有脂肪组织，而磁共振中有一项称为"脂肪抑制序列"的检查结果，因此综合全部的磁共振检查结果能够较好地对该肿瘤的性质进行判断；同时，磁共振对微小的病灶识别敏感，对于可能合并存在的颅内畸形也能产生一个初步判断，因此是一种很全面的检查手段。

4. 如果考虑诊断颅内脂肪瘤，应该接受什么治疗，治疗的成功率高吗

正如前文所述，颅内脂肪瘤是一种良性肿瘤，并且约有一半的患者是不存在任何症状的，因此对于这部分无症状的患者一般不需要进行特殊治疗，但也不可完全忽视它的存在，应该在医生的建议下视肿瘤情况定期复诊；而对于存在癫痫症状的患者，可以优先选择抗癫痫药物治疗。当然，对于少部分合并了较为严重的症状的患者，如因肿瘤的存在导致了梗阻性脑积水，由于鞍区脂肪瘤的压迫导致了视力、视野受损的患者，应在神经外科医生的建议下进行手术切除病灶，但该手术并不用追求肿瘤的全切除，次全切除往往也能达到良好的治疗效果，同

时能够规避许多手术可能带来的风险和损伤。

对于不需要特殊治疗的患者而言，他们的日常生活和生存期并不会受到大的影响，而对于进行手术治疗的患者而言，次全切除的成功率是很高的，并且根据既往的文献报道，次全切除对症状的控制也是令人满意的，长时间的随访并未发现明显的复发和神经功能的缺损，这些证据都增强了我们对治疗颅内脂肪瘤的信心。

（王裕）

（四）颈静脉球瘤

1. 什么是颈静脉球

"球"，顾名思义即"膨大"。颈静脉，此处指颈内静脉，是颅内血液回流的重要血管，由颅内乙状窦直接延续形成。颈内静脉穿过颅底的颈静脉孔出颅并在此稍膨大，形成颈静脉上球，安躺在颈静脉窝内。颈静脉上球的血管壁内分布着副神经节细胞，负责感受血液中特定物质的浓度并传递至中枢，是人体呼吸运动和血液循环调节的信号站之一。这一"化学感受装置"才是严格意义上的"颈静脉球"，而非颈内静脉起始膨大部。

2. 什么是颈静脉球瘤

由上可知，颈静脉球瘤是指起源于颈静脉上球血管壁外膜的副神经节瘤。然而，临床上常常把鼓室球瘤（起源于迷走神经耳支和舌咽神经鼓室支的副神经节瘤）也纳入颈静脉球瘤的范畴，因为颈静脉孔和中耳鼓室的解剖位置十分靠近，导致肿瘤原发部位难以确定。

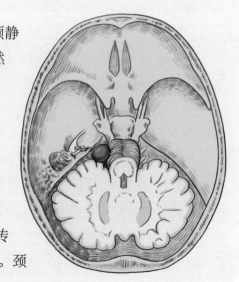

颈静脉球瘤是罕见肿瘤，年发病率为1/130万，多为散发病例，仅20%有家族遗传可能。女性多见，发病高峰年龄为44~69岁。颈静脉球瘤大多为良性，且生长缓慢，但肿瘤血供丰富、解剖位置复杂、确诊时分型较差等特点给治疗带来一定挑战。

3. 颈静脉球瘤的症状与危害

（1）搏动性耳鸣：主要症状，早期即可出现，表现为与脉搏一致的规律性耳鸣，如"咚咚咚"的心跳声或"呼呼呼"的脉搏声（常单侧出现）。

（2）听力下降及其他耳部症状：耳闷、耳痛、外耳道流血。

（3）脑神经功能障碍：经颈静脉孔出颅的三对脑神经（舌咽神经、迷走神经、副神经）可受压迫出现功能障碍，表现为吞咽困难、声音嘶哑、饮水呛咳、斜方肌及胸锁乳突肌萎缩等；压迫邻近的面神经时还会出现面瘫、面部麻木感。

（4）嗜铬细胞瘤样症状：1%~3% 的颈静脉球瘤可分泌儿茶酚胺（一种含有儿茶酚和胺基的神经类物质），引起阵发性或持续性高血压、心动过速、头晕、多汗、震颤、面部潮红等症状。

颈静脉球瘤的危害在于局部侵袭性，可破坏邻近骨组织，沿血管及神经蔓延甚至向颅内生长，造成脑神经功能永久障碍、行走不稳、颅内压增高甚至脑疝，所以一旦有搏动性耳鸣、听力下降等早期症状，应尽早就医，以免延误治疗。

4. 颈静脉球瘤的进一步检查

（1）耳镜检查：典型表现为鼓膜后搏动性深红色或蓝色肿物，有时伴外耳道流血。

（2）听力测试：可评估听力下降的程度。纯音测听和言语测听可提示传导性耳聋，鼓室声导抗图可见接近峰值处两侧呈不规则波浪状曲线。

（3）CT 检查：优势是对骨质改变敏感。颈静脉球瘤表现为颈静脉孔区软组织肿块影，邻近骨质表现为不同程度的密度减低和虫蚀样骨质破坏（骨质中出现点片状的低密度影）。

（4）MRI 检查：软组织分辨率高，较 CT 可更早发现小肿瘤，明确肿瘤的位置、大小、周围组织受累情况，是术前必不可少的检查。因肿瘤血供丰富，可在 T_2 加权表现为多数迂曲条状及点状血管流空影（MRI 检查中因血流通过导致的低信号影），即"椒盐征"，为本病的典型影像征象，可帮助诊断。

（5）血管造影检查：可准确显示肿瘤的供血动脉、肿瘤血管的细节，以及整体评估肿瘤与其周围血管的关系，目前已作为术前常规检查。此外，血管造影下进行血管栓塞治疗是术前重要辅助手段，不仅可以减少术中出血、缩短手术时间，还能够提高肿瘤全切率。

（6）内分泌检查：有嗜铬细胞瘤样症状的患者需完善血清儿茶酚胺、24小时尿香草扁桃酸（儿茶酚胺代谢产物）等测定。

（7）病理活检：术中快速冰冻切片和术后病理活检是确诊颈静脉球瘤的"金标准"。

5. 颈静脉球瘤的治疗及风险

（1）手术切除：目前的主要治疗方法仍是显微镜下手术完整切除。手术的主要风险包括脑神经损伤（主要为舌咽神经、迷走神经、副神经）、脑脊液漏（有清亮、透明的液体从鼻腔或外耳道流出）、颅内感染、出血等，但不要过分担心，医生有相应的措施帮助患者尽量规避风险，比如术中电生理监测以保护神经功能、术前血管栓塞以减少术中出血等。

（2）血管栓塞治疗：多作为手术的重要辅助手段（不单独进行），于术前24~72小时进行，可达到减少术中出血、缩短手术时间、提高肿瘤全切率的效果。

（3）放射治疗：即放疗，原理是使肿瘤血管纤维化和闭塞从而减少瘤体血供、控制其生长，而非直接杀死瘤细胞（瘤体本身对放疗不敏感）。但是，长期放疗有放射性颞骨坏死、脑损伤甚至恶变的风险，故目前单独放疗仅限于老年人、病变广泛且有症状但无法耐受手术的体弱者，以及巨大肿瘤次全切除术后的补充治疗。

（4）立体定向放射外科治疗：即伽马刀治疗，原理类似放疗，优势在于对瘤体精确定位从而减少对周围正常组织的影响，目前正在逐步开展。

6. 颈静脉球瘤的术后注意事项

（1）术后如有清亮、透明的液体（即脑脊液）从鼻腔或外耳道流出，需立即报告医生，予以处理。

（2）术后吞咽困难、声音嘶哑等后组脑神经麻痹症状尚未恢复或新出现的患者，需暂时禁食禁饮和放置鼻胃管，以避免误吸、肺炎等的发生。

（3）术前有嗜铬细胞瘤样症状的患者若进行肿瘤不完全切除，术后需密切监测血压、心电图及心功能。

（4）卧床期间建议按摩腿部，定期翻身、拍背，以防止下肢深静脉血栓形成、坠积性肺炎、褥疮等。

7. 颈静脉球瘤的随访与预后

手术后前 2 年，患者应每 6~12 个月随访一次，复查 CT 和 MRI，之后每 2 年进行一次随访。大部分颈静脉球瘤患者预后较好，死亡率仅为 0~2.7%。但早期诊断并进行正规治疗是关键，不仅术后脑神经功能可逐渐恢复至接近正常，而且手术全切率高、不易复发。

（王裕）

（五）蛛网膜囊肿

1. 什么是蛛网膜囊肿

蛛网膜囊肿是良性的非肿瘤性的颅内占位性病变，发病率约为 5/1000，约占颅内占位性病变 1%，多见于儿童及青少年。蛛网膜囊肿的囊壁是蛛网膜（位于脑表面的一层透明的薄膜），囊液是无色透明的脑脊液。由于蛛网膜位于脑的表面，其囊肿也位于脑的表面，与周围有光滑清晰的界限分隔，不累及脑实质。

蛛网膜囊肿通常是先天性疾病，由蛛网膜发育异常导致，发育异常的脑膜局部与蛛网膜下腔以及脑室不通，逐渐形成囊状的结构，通常每位患者颅内仅有 1 个。继发性蛛网膜囊肿发生在感染或外伤后，由于蛛网膜粘连，在蛛网膜下腔形成囊肿，患者颅内可以有多个。

2. 蛛网膜囊肿可能导致什么症状

绝大多数蛛网膜囊肿没有症状，在偶然的体检或检查中发现。纳入了大量患者的临床研究结果显示，仅有 5% 的蛛网膜囊肿患者会出现症状，其中约 75% 为儿童。

尽管蛛网膜囊肿为良性疾病，不具有侵袭性，但较大的体积也可以导致一些与颅内占位性病变相似的临床表现。较为常见的表现为颅内压增高的头痛、恶心、呕吐、精神减弱等症状，部分患者可表现为癫痫，少数囊肿也可破裂或出血。根据囊肿的位置不同，也可引起不同的症状：如鞍区囊肿累及垂体和下丘脑（人体重要内分泌器官）可导致内分泌功能障碍，累及视交叉可导致视力障碍等；囊肿压迫功能区可以造成相应的局灶性神经功能症状，如中颅窝囊肿患者可有幻听，额叶囊肿患者可有情绪抑郁改变等。值得注意的是，很多人由于学习工作劳累、睡眠差，或其他病因导致头痛、头晕等症状，到医院就诊，查出"囊肿"便十分紧张，认为是囊肿所导致的，但实际上二者之间很可能并无相关性，绝大多数的囊肿与头晕、头痛等无关。

3. 需要做什么检查

由于蛛网膜囊肿产生的症状少见，而且并不特异，影像学检查是目前诊断颅内蛛网膜囊肿的最重要的检查手段。推荐患者检查头颅 CT，蛛网膜囊肿在 CT 上有典型的表现：可以看到与脑脊液等密度的肿块，囊壁、囊腔中均没有强化（除非伴有出血或感染）；可能伴有周边结构的受压、邻近颅骨向外膨隆，部分患者可以合并脑积水。磁共振检查（MRI）也可以显示囊肿的结构，病灶的信号强度与脑脊液相同，增强显像时，囊壁无强化表现。

4. 需要接受什么治疗

推荐不同年龄及症状的患者采用不同的诊疗策略。偶然发现、无症状的成人蛛网膜囊肿，无论大小和部位，均不需要治疗，但是需要每 6~8 个月进行影像学随访，排除病变进展。

如果病变进展较快，则需要考虑手术治疗。如果出现囊肿破裂、囊内出血、硬膜下出血等事件，可能需要急诊手术处理。若合并癫痫，需要口服抗癫痫药物进行治疗。此外，对于儿童患者，由于颅骨和神经系统还都在发育过程中，囊肿占位可能对之后有较大的影响，因此需要严密随访监测。

蛛网膜囊肿并非肿瘤性疾病，手术的主要目的是缓解占位症状即病灶对周围组织的压迫，减低颅内压，术后不需进行化疗、放疗等。手术指征为有明确颅内压增高的表现，合并囊内出血或硬膜下出血，局部受压症状明显，有明确囊肿导致的局灶性神经功能缺失（如言语障碍、偏瘫等），合并严重癫痫且药物控制无效，囊肿有增大趋势，继发梗阻性症状，儿童年龄较小且囊肿体积较大等。手术方式可分为几种：①钻孔或针刺抽吸囊液，使囊肿瘪掉，这种方式虽然简单快速，但容易复发，现已少用。②囊肿分流手术，将囊液引流到硬膜下腔，或分流进入腹腔，降低囊肿局部的压力。分流手术有确切的效果，但可能需要长期或终身携带分流管。③囊壁切除手术，通过开颅、内镜，或激光辅助等技术切除囊肿，可以达到较好的治疗效果。文献分析显示，从囊肿的消失率及缩小比率上看，囊肿 - 腹腔分流术效果最佳，但手术 5 年后，囊肿分流手术与囊肿切除术对生活质量的影响，没有明显差异。

5. 日常生活中需要注意什么

患者可能在体检或其他就诊检查时，偶然发现颅内有这种囊"肿"，尽管名称中含有"肿"字，但却是良性的疾病，大多数均不会引起症状，无须治疗。患者不需要太担心。多数蛛网膜囊肿患者可自由进行日常活动，避免剧烈运动、头部外伤等，且应长期随访观察。癫痫患者应注意安全，在医生指导下应用抗癫痫药物治疗。当出现突发症状，如突发头痛、呕吐、神志障碍，或出现神经功能障碍时，可能是囊肿破裂出血，应及时就医，复查 CT 或 MRI，必要时可钻孔引流或开颅清除血肿。

（王裕）

（六）脊索瘤

1. 什么是脊索瘤

脊索瘤是一种起源于脊索的，十分罕见的骨肿瘤，发病率约为 0.08/10 万人。本质是一种骨肿瘤，其发生的位置常见于脊柱（33%）、颅内（32%）、骶尾椎（29%）和其他部位（6%）。脊索瘤可以发生在任何年龄段的人身上，尽管脊索瘤与胚胎发育时残留的脊索组织有关，但脊索瘤在儿童中其实更加罕见，反而是更多见于成年人，尤其是 40~60 岁的成年人。

脊索瘤是一种生长速度较慢、恶性程度较低的肿瘤。脊索瘤患者 5 年生存率约为 60%~70%，10 年生存率约为 50%~60%，也就是说有超过一半的患者可以生存超过 10 年。因此，脊索瘤患者之间虽然肿瘤位置不大一样，但生存率都是差不多的。

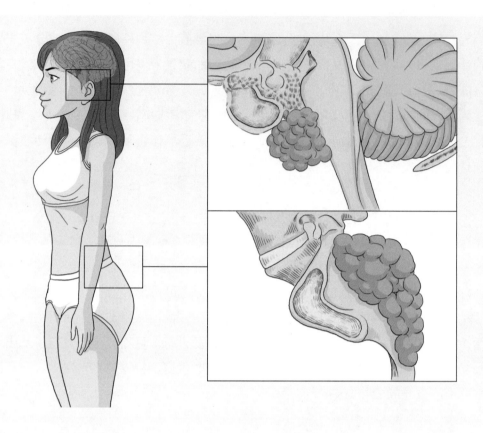

2. 什么症状可能是脊索瘤导致的

脊索瘤并没有特异性的临床症状，加上脊索瘤生长缓慢，往往只有当肿瘤长到很大的时候，肿瘤压迫其他结构，才会出现症状。根据肿瘤所在位置不同，症状也会有所不同。

（1）头部肿瘤：可以表现有脑神经损害，包括视力减退、眼球不能外展、面部感觉异常、面瘫、眼睑下垂、耳聋、耸肩困难等。累及颅内鞍区（承载垂体的特殊部位）的肿瘤，还会引起内分泌相关的症状，如尿崩症等。其他少见的症状有颅内出血、鼻出血等。

（2）颈部肿瘤：因为压迫食管气管，可以有呼吸困难、吞咽困难、摸到口咽部肿物等症状。

（3）脊柱位置肿瘤：主要表现可能是疼痛，感觉可能是深部的疼痛，或者电流样的根性疼痛，疼痛部位与肿瘤所在的脊髓节段有关。

（4）骶尾部肿瘤：可能摸到肿块，如果肿瘤侵犯到骶 S_{2-3} 的神经根，会影响膀胱的功能，导致小便障碍。

3. 脊索瘤患者将会面对什么治疗

（1）活检：在决定如何治疗脊索瘤之前，先需要确诊肿瘤是脊索瘤。因此，在可能的条件下，推荐首先对肿瘤进行活检。而活检过程应当尽量保证不造成肿瘤细胞的播散。对于颈部、颅底的肿瘤，因为活检方案困难，也可以不活检。

（2）手术：由于脊索瘤是一种十分罕见的肿瘤，目前还没有证据级别很高的临床试验，提供系统治疗的标准方法。手术切除是所有脊索瘤患者首选的治疗方法。理想状态下，推荐进行不破坏肿瘤包膜的大块完全切除，避免因为破坏肿瘤包膜而导致肿瘤细胞播散到其他地方。然而，受到种种因素的限制往往只有不到50% 的患者能够进行肿瘤全切。一方面，由于脊索瘤生长缓慢，症状不明显，大多数人确诊的时候，肿瘤已经很大了（根据位置不同可有 3~10cm 左右），难以全部切除。另一方面，大的肿瘤更容易侵犯重要结构，比如侵犯脊柱需要考虑术后脊柱承重的问题，侵犯骶神经丛需要考虑骶神经对膀胱、胃肠道的控制作用，颅内的肿瘤更是需要考虑对颅内重要结构的保护。研究认为，在保护神经功能的前提下，最大限度的安全切除是最佳的选择。

（3）放射治疗：由于超过半数的患者都无法达到手术全切，那么对于残留的肿瘤组织，需要通过放疗的方式来继续消灭剩余的肿瘤。人脑、脊髓、肠道所能耐受的放疗剂量是不同的，因此治疗的剂量将会根据肿瘤受累的部位来决定。值得一提的是，放疗只能作为手术最大限度安全切除之后的辅助治疗方式，不能直接单独应用，单用放疗 5 年控制率只有 10%~40%。

为了减少放疗射线对相邻正常组织的损伤，除了传统的放疗以外，也可以选择"重离子放疗"，例如质子放疗、碳离子放疗等，这种重离子放疗能够更好地聚焦在病灶，而保护正常组织，不过国内能够进行强子放疗的单位有限，价格也十分昂贵。

（4）其他治疗：在手术和放疗之外，也有很多的研究在尝试化疗、靶向治疗、免疫治疗。传统化疗药物如顺铂、替莫唑胺、伊立替康等，基本被证明对脊索瘤无效。而靶向治疗和免疫治疗则大多仍处在Ⅱ期临床试验的阶段。

4. 治疗一次就高枕无忧了吗

很遗憾，不是。推荐在初次诊断后的 4~5 年内，每 6 个月复查一次，之后至少在 15 年内，应该每年复查一次。这是因为，脊索瘤是一种比较容易复发的肿瘤，文献报道有 67%~85% 的患者肿瘤会复发。另外还有 5% 的患者，在肿瘤晚期会发生远处转移，常见转移位点有肺、骨、肝脏和淋巴结等。因此，脊索瘤患者需要长期的随诊和复查。对于复发的脊索瘤患者，并没有统一的最佳治疗方案，可以选择二次手术、二次放疗等治疗。

（王裕）

（七）三叉神经鞘瘤

1. 什么是三叉神经

人脑共有 12 对脑神经，分管不同的功能，三叉神经是其中的第 5 对，由三个主要分支组成，故名"三叉神经"。主要功能是负责接收面部感觉，此外也能够支配咀嚼肌，控制张口、闭口运动的活动。

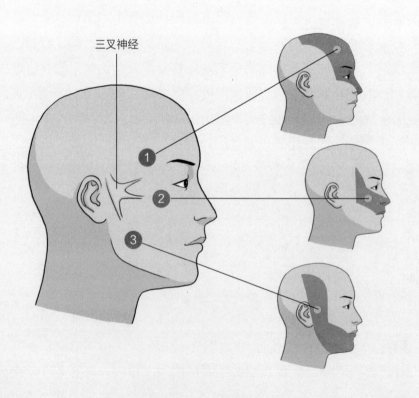

三叉神经

2. 常见三叉神经相关疾病有哪些

（1）三叉神经痛：三叉神经痛多表现为单侧、反复发作的电击样、针刺样或撕裂样疼痛，位于三叉神经的一条或多条分支分布区。常见病因为血管压迫相关因素、神经损伤、水痘 - 带状疱疹病毒感染、系统性疾病如多发性硬化等，部分也可表现为特发性三叉神经痛，可由某些动作诱发，如触摸面部、咀嚼、说话、刷牙、微笑皱眉或接触冷空气等。

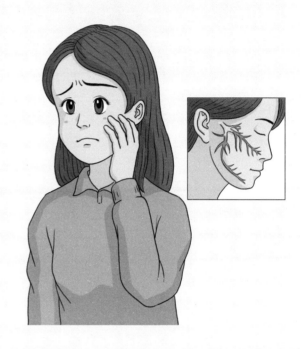

（2）三叉神经损伤：三叉神经损伤常见于外伤后，其特征为损伤部位单侧面部或口部疼痛，可产生如电击样、针刺样、钝性或烧灼样疼痛，伴有三叉神经功能障碍的其他体征，如痛觉过敏、触诱发痛、或感觉减退等。由于患者损伤三叉神经后既表现为中枢性疼痛，同时又确实感觉存在，因此又可称为"痛性感觉缺失"。

3. 什么是三叉神经鞘瘤，有哪些表现

神经鞘瘤是一类来源于神经鞘细胞（施万细胞）的良性肿瘤，可发生于任何外周或中枢神经上。三叉神经的神经鞘瘤相对罕见，占所有颅内肿瘤的 0.07%~0.3%，占颅内神经鞘瘤的 0.8%~5%，好发于 40 岁左右中年人群。

患者比较特异性的表现为三叉神经痛（具体表现见上），以及三叉神经麻痹，包括面部麻木、感觉异常等。除三叉神经外，邻近的脑神经（面神经、听神经等）也会呈现一定程度的神经麻痹，也有部分患者因肿瘤占位而出现颅内压升高、视力受损、听力障碍等表现，少见锥体束征以及小脑征，具体表现与肿瘤的位置及延展范围相关。而肿瘤长期存在的严重病例也可能会出现下颌关节运动障碍，出现咀嚼困难等症状。

4. 三叉神经鞘瘤是如何诊断的

三叉神经鞘瘤诊断的"金标准"为磁共振成像（MRI），病灶在 T_1 相上表现为低密度或等密度影（在 T_1 相上看起来与周围脑组织相似或更暗一些），而 T_2 相上表现为高密度影（在 T_2 相上看起来与周围脑组织相比更亮一些），在注射造影剂后病灶会出现增强。此外，病灶有时也会表现为囊实性或囊性。除常规 MRI 外，也可通过 CT 或薄扫 T_2 加权 3D-CISS MRI 序列对特殊类型的三叉神经鞘瘤进行辅助诊断。

5. 三叉神经鞘瘤按延伸程度是如何分类的

三叉神经鞘瘤按延伸程度可以分为 A~D 四类：A 类代表位于颅中窝的颅内肿瘤；B 类代表主要位于颅后窝的肿瘤；C 类代表颅中窝以及颅后窝的哑铃形肿瘤；D 类代表延伸至颅内的颅外肿瘤。肿瘤的位置、大小、延伸范围会影响治疗决策的制订。

6. 如果被诊断为三叉神经鞘瘤该如何治疗

（1）手术治疗：对于有症状的患者而言，如果肿瘤位置及大小合适，首选的治疗方法为手术切除，并且应当以在不损伤神经功能的前提下达到全部切除为治疗目标，手术入路应当依据肿瘤的位置进行选择，以达到最大范围安全切除。对于占位范围较大的肿瘤，如哑铃形的肿瘤，可以考虑联合多种入路方式进行分期切除的手术策略，以达到彻底清除的目的。

（2）放射治疗：对于尺寸较小的肿瘤采用伽马刀治疗也能达到长期有效控制的目的。尤其是对于无症状的三叉神经鞘瘤患者，部分患者对于缓解症状的需求并不迫切或者拒绝手术治疗，也可以推荐其采取放疗以替代手术治疗，或者在手术治疗后也通过放疗进行辅助治疗。另外对于复发的患者，手术条件不理想的情况下，放疗也能够起到较好的控制效果。

7. 预期治疗效果怎么样

早期报道的案例中治疗效果并不尽如人意，如 1960 年报道 1 年死亡率高达 41%。而近年随着神经影像、显微神经手术及颅底入路技术的发展，手术安全性以及切除效果远超以往。目前几项规模较大的三叉神经鞘瘤的案例报道中，超过 70% 的患者能够达到全切或近全切，而不良事件的发生率显著降低。

影响全切的主要因素是肿瘤术中暴露不完全或者肿瘤侵犯海绵窦。

（王裕）

（八）中枢神经细胞瘤

1. 什么是中枢神经细胞瘤

中枢神经细胞瘤是一种十分罕见的中枢神经系统小细胞神经元肿瘤。发病率占原发性中枢神经系统肿瘤的 0.1%~0.4%，好发于侧脑室和第三脑室，在透明隔近室间孔处最为多见，脑室外神经细胞瘤也可以发生于脑实质的任何部位，如脑神经、鞍区，甚至颅底。其病因可能是胚胎期神经细胞基因表达异常、缺乏进一步分化，因此发病具有一定的先天性原因。世界卫生组织（WHO）中枢神经系统肿瘤分类将其归于神经元和混合性神经元的一种胶质肿瘤，WHO Ⅱ级。其好发于青年人，以 20~35 岁多见，男女均可患此病。中枢神经细胞瘤生物学特征呈良性经过，因此大多预后良好。

2. 中枢神经细胞瘤有哪些症状

由于中枢神经细胞瘤发生部位较特殊，主要集中在侧脑室和第三脑室，很少累及脑实质，故患者早期症状多较轻微，主要表现为头晕不适起病，一般容易被忽视。当肿瘤逐渐长大，造成颅内压增高时，表现为头痛，伴或不伴恶心、呕吐、视物模糊等颅内高压症状而就诊。部分患者还会表现为视力下降，不同程度视神经乳头水肿，极少数伴有大小便失禁、痴呆，以及下丘脑综合征：出现睡眠、体温、进食、性功能障碍，尿崩症，精神异常等症状。建议出现以上症状，及时到医院就诊，进行相关检查。

3. 诊断中枢神经细胞瘤需要做哪些检查，结果是什么样的

中枢神经细胞瘤在影像学上具有特征性表现，可以帮助临床医生做出正确的诊断。因此，诊断主要依靠头部 X 线、CT、磁共振（MRI、MRS）等检查。诊断的"金标准"则为术后病理结果。头颅 X 线可见鞍上钙化、"指压痕"增多。CT 平扫肿瘤密度与脑实质相比呈等高，可为均匀性或呈混杂性密度，

形态不规则，瘤体内常有散在钙化灶或低密度囊变区。增强后肿瘤呈不均匀轻到中等强化。磁共振成像（MRI）可更好地显示胞瘤的边界、范围。肿瘤在 MRI 上呈与大脑灰质等的或略低信号，其内因为瘤体内囊变、出血、钙化而信号不均匀，有时其内部可见蛇样血管流空影；磁共振 T_2WI 序列上肿瘤信号强度与皮层灰质比较为不均匀等或略高信号，周围水肿罕见，双侧或同侧侧脑室均呈不同程度的扩大。增强后病变呈轻、中度强化，强化不均一。此外，中枢神经细胞瘤的磁共振波谱（MRS）影像特点是在 3.5ppm 处有一峰值，即甘氨酸，在体内外样本上均可以检测到。

4. 中枢神经细胞瘤都有哪些治疗方法，需要手术治疗吗

手术治疗为本病的首选治疗方法，手术治疗包括开颅病灶切除及针对脑积水的分流术。此外，放化疗也被应用到中枢神经细胞瘤的治疗中。

（1）开颅病灶切除术：为该疾病的直接治疗方法。可根据不同位置选择不同手术入路。瘤体位于中线-透明隔区并向两侧脑室生长者，选择纵裂-胼胝体入路；若肿瘤主体居于一侧脑室或三脑室内，选择经皮质进入脑室。此外，也可以选择经对侧半球间入路，这样可以提供最佳视角。

（2）分流术：如果患者术后脑积水不能解除，应进行侧脑室腹腔分流术。肿瘤术后脑积水解除，颅内高压方可缓解。

（3）放疗：因肿瘤对放疗敏感，术后患者应常规放疗，如 X 刀直线加速器等。

（4）化疗：化疗对中枢神经细胞瘤是辅助的治疗，主要是防止肿瘤的扩散。

5. 中枢神经细胞瘤患者治疗之后应该注意什么

（1）术后管理：同一般开颅手术术后一样，需进行术后康复，手术切除术后切口需在 7~10 天进行拆线，出院后注意切口消毒，避免感染。若疾病本身或手术对神经功能造成影响，可在康复科进行相关康复治疗。术后遵医嘱进行口服药物等。

（2）定期复查：术后遵医嘱定期进行头部影像学复查，通常以 CT、MRI 为主，复查周期建议以 6~24 个月为佳。

（3）脑积水预防与治疗：术后预防脑积水出现，除定期进行头部MRI复查外，也需要定期观察患者症状，是否有脑积水症状出现（嗜睡、下肢无力、小便失禁

"三主征")。已进行脑积水分流术的患者，也需定期联系医生进行复查及调压。

（林庆堂）

（九）颅内畸胎瘤

1. 颅内畸胎瘤是什么样的肿瘤

在人体胚胎发育到直径 3cm 大小的时候（怀孕第 9 周左右），开始出现原始的生殖细胞，这是一种多能干细胞，将来要逐渐分化为精子和卵子。在这个分化发育过程中，如果它的分化方向出现了问题，就会导致畸胎瘤的产生。因此，这是一种出生前就开始出现的先天性的肿瘤，但是尽管如此，许多病例一直到童年甚至成年才被发现，除非一开始肿瘤就很大，否则很可能被遗漏。

2. 颅内畸胎瘤是良性的还是恶性的

畸胎瘤主要分为 2 类，即良性的"成熟性畸胎瘤"与"未成熟畸胎瘤"。其中成熟性畸胎瘤占 95%~98%；而未成熟畸胎瘤只有 2%~5%，包括恶性的"畸胎瘤恶变"，即畸胎瘤内出现部分肉瘤或癌的成分。成熟畸胎瘤多发现于女性，以卵巢等部位为主，未成熟畸胎瘤多发现于男性，以睾丸等部位为主。发生于颅内的畸胎瘤是比较罕见的。

3. 颅内畸胎瘤患者一般生存期有多长

一般来说，"成熟性畸胎瘤"仅有极少数可能发生转移，预后相对较好，10 年生存率大于 90%；"未成熟畸胎瘤"比"成熟性畸胎瘤"含有更多不成熟组织，更有可能向恶性方向发展，预后相对较差，5 年生存率约为 70%；"畸胎瘤恶变"属于明确恶性的肿瘤，预后很差，患者生存期一般较短。

4. 颅内畸胎瘤有哪些症状

颅内畸胎瘤所导致的症状与其部位、性质、大小有关。这类肿瘤最常见于鞍上和松果体区，也有少数生长于其他区域，如大脑半球、脑室、丘脑、基底节、延髓等。其中，肿瘤位于鞍上者可由于肿瘤生长压迫鞍上周围不同部位引起视力减退，视野缺损，垂体功能低下（尿崩症、发育停滞、性欲减退、阳痿或闭经），脑积水（导致颅内压增高，出现头痛、呕吐等）。肿瘤位于松果体区可由于肿瘤生长压迫松果体区周围不同部位导致眼球运动障碍，听力障碍，走路不稳，共济失调，性早熟/性征发育停滞，脑积水（导致颅内压增高，出现头痛、呕吐等）。

5. 诊断颅内畸胎瘤需要做哪些检查

根据畸胎瘤的特点，诊断颅内畸胎瘤需要做以下检查：

（1）体格检查：主要为眼科相关检查，包括视力，视野检查，眼底检查等。少部分患者可能出现听力下降，此时需要进行听力相关的检查。

（2）影像学检查

1）头颅 CT：病灶形态多样，多数可见到脂肪（胶片上灰色的部分）和钙化（胶片上的高亮度），恶性畸胎瘤还可能见到瘤内出血（胶片上的高亮度稍低于钙化），多为丛状。一般包含囊性部分和实性部分，在增强 CT 上实性部分可出现不同程度的强化（胶片上亮度增高）。

2）头颅 MRI 平扫 + 增强：T_1 加权像可出现高信号（胶片上的高亮度）部分（脂肪、蛋白质/脂质液体），中等信号（胶片上的灰色）部分（软组织）和低信号（胶片上的黑色）部分（钙化、出血后沉积物）；T_1 增强像可出现软组织部分（胶片上原来的灰色部分）增强（亮度增高）；T_2 加权像可出现混杂信号（前述各种成分混杂造成）。

（3）实验室检查

1）甲状腺功能检查：包括促甲状腺激素（TSH）、游离三碘甲状腺原氨酸（FT_3）、游离甲状腺素（FT_4）等。

2）性激素检查：包括女性查卵泡刺激素（FSH）、黄体生成素（LH）、雌二醇（E_2）、孕酮（P），男性查睾酮（T）等。

3）垂体功能检查：包括促肾上腺皮质激素（ACTH）、早晨空腹皮质醇、胰岛素样生长因子 I（IGF-I）、催乳素（PRL）等。

4）肿瘤标志物检查：人绒毛膜促性腺激素（β-HCG）、甲胎蛋白（α-FP 或AFP）。

5）血浆渗透压。

6. 颅内畸胎瘤都有哪些治疗方法

由于其良性生长特征，颅内畸胎瘤的治疗主要依靠手术切除，畸胎瘤恶变者需术后放化疗，虽然在满意全切除的前提下，复发率很低，传统观点认为良性畸胎瘤切除后不需进一步治疗，但是大量临床病例证明，临床医生的经验对畸胎瘤的诊断极为重要，如果手术中发现肿瘤有未成熟畸胎瘤的特点，也应进行术后放化疗。

（徐立新）

（十）下丘脑错构瘤

1. 什么是下丘脑错构瘤

错构瘤是一类良性肿瘤，主要由多种先天来源的组织混杂构成，不具有恶性肿瘤的特征，如快速生长、周围组织浸润和远处转移等。下丘脑错构瘤最早由 Le Marquand 于 1934 年首次报告。近 30 年来，由于神经影像学技术的发展，国内外对此病的报告逐渐增多。下丘脑错构瘤并非真正的肿瘤，而是由大小不同的、类似灰质样的异位脑组织构成。

2. 下丘脑错构瘤的病因是什么

1990 年国外学者报道认为，下丘脑错构瘤起源于乳头体或灰结节，与妊娠第 35~40 天形成下丘脑板时错位有关，是一种中线神经管闭合不全综合征，是由正常脑组织所形成的异位肿块，其构成为多形性神经元细胞和胶质细胞。下丘脑错构瘤是一种极为罕见的疾病，其发病率尚无确切统计，有学者估计其发病率大约为 1/100 万 ~1/5 万。国内罗世祺教授于 2002 年报道了 65 例患者资料，其中男性 40 例，女性 25 例，男女比为 1.6∶1，就诊年龄从 8 个月到 52 岁不等，平均年龄为 8.1 岁，其中 15 岁以下儿童 58 例（89%），成年人 5 例（8%）。

3. 下丘脑错构瘤有什么临床表现

下丘脑错构瘤具有较为独特的临床表现，多数发生在儿童早期，主要特征为性早熟、痴笑样癫痫、性格行为异常和智力发育障碍等。

（1）性早熟：本病以性早熟为主要特点，表现为婴幼儿女孩出现乳房发育、月经初潮或者男孩阴茎增大，出现阴毛、痤疮及声音变粗等。青春期开始的年龄：女孩平均为 10~10.5 岁，最早可在 8 岁，男孩平均为 12 岁，最早可在 9.5 岁。因此，女孩早于 8 岁，男孩早于 9.5 岁进入青春期，则称为"性早熟"。性早熟分为中枢性和周围性，下丘脑错构瘤是中枢性性早熟最常见的原因，有人报道 3 岁以下性早熟患儿 74% 为下丘脑错构瘤所致。中枢性性早熟是促性腺激素释放激素（GnRH）、卵泡刺激素（FSH）、黄体生成素（LH）分泌增高早于青春期的现象，有的患儿骨骼不成比例地过快发育成熟，例如 2 岁时骨龄可达 7~8 岁，这样会丧失身高发展的潜力，导致 12~14 岁以后身高基本不再增长。在下丘脑错构瘤中，一些神经元含有 GnRH 分泌颗粒，可通过灰结节释放入垂体门脉系统，导致性早熟，其释放明显不受正常神经生理调节。

（2）痴笑样癫痫：本病的另一特点为痴笑样癫痫，如患儿有此类症状发作，强烈提示为本病的可能性。常表现为短暂的发作，持续时间小于 30 秒，与外界情感活动完全脱节，呈重复性、爆发样笑。常在儿童早期发病，多为新生儿期，后期常发展为局限发作、复杂部分性发作等，同时可伴有认知障碍。目前认为下丘脑错构瘤是真正的致痫灶，深部电极显示发作期有下丘脑错构瘤的放电，且通过刺激下丘脑错构瘤可引起痴笑样癫痫的发作。

（3）癫痫大发作和跌倒发作：癫痫大发作为首发症状者相对较少，多数为痴笑样癫痫数年后出现癫痫大发作，药物治疗效果不明显。

（4）其他症状：本病患儿常有精神和行为的异常，脾气暴躁，兴奋性增高，有攻击行为，甚至伤人毁物等。痴笑样癫痫伴有癫痫大发作的患儿，行为异常更为常见和明显，且发病越早，智力障碍越明显。

（5）伴有其他先天畸形：如胼胝体缺如、颅内巨大蛛网膜囊肿、外生殖器发育异常、颅面畸形等。

4. 下丘脑错构瘤有什么诊断方法

CT 对于诊断下丘脑错构瘤有一定的作用，但较小的错构瘤 CT 较难发现。

头颅 MRI 检查是确诊本病的首选方法。当小儿出现性早熟、痴笑样癫痫，MRI 或 CT 显示脚间池占位、基底位于垂体柄上、无强化，应当诊断为下丘脑错构瘤。本病需与颅咽管瘤、鞍上生殖细胞瘤、视通路胶质瘤、下丘脑星形细胞瘤等鉴别。我国的罗世祺教授强调，下丘脑错构瘤不是真正的肿瘤，其为异位的脑组织，体积终身不会增大，如多次复查头颅 CT 或 MRI 会给患者增加经济负担，只需术前、术后各复查一次即可；另外本病约有 6% 患者终身无症状，进行 MRI 检查偶然发现，可随诊观察，切忌盲目进行手术或伽马刀治疗，这种过度医疗会给患者带来不可预测的损害。

5. 下丘脑错构瘤的治疗方法有什么

（1）药物治疗：针对癫痫和性早熟可采取不同的治疗方案。

1）治疗癫痫：目前抗癫痫的各种药物对下丘脑错构瘤引起的痴笑样癫痫和其他类型的癫痫均无明显作用。但在手术切除错构瘤后，抗癫痫药物可以控制癫痫的发作。

2）治疗性早熟：对于单纯性早熟患儿，可注射 GnRH 类似物等治疗，疗效肯定，但进口药物，每 4 周注射一次，需沿用至青春期，费用极其昂贵。

（2）手术治疗

1）开颅手术：由于下丘脑错构瘤是引起性早熟和痴笑样癫痫的根源，因此，手术切除错构瘤，能明显减少或彻底治愈痴笑样癫痫或者其他类型癫痫发作，并能使部分患儿激素水平恢复正常。我国的马振宇、李春德教授在利用胼胝体穹窿间入路切除下丘脑错构瘤方面具有丰富的经验。

2）内镜治疗：内镜作为一种创伤小、恢复快、并发症少的治疗方式，越来越受到重视，国外有学者对比了开颅手术与内镜手术对下丘脑错构瘤的术后效果，发现内镜组的错构瘤患者术后癫痫缓解有效率为 70%，开颅手术缓解率为 86%。由于内镜切除或离断下丘脑错构瘤主要经侧脑室、室间孔到达第三脑室，故目前认为内镜仅适于治疗无柄型的突入第三脑室的下丘脑错构瘤，而对于有柄型的突入脚间池的错构瘤则非最佳选择。

3）立体定向脑电图（SEEG）微创毁损术：国内在这方面开展较早的是宣武医院，目前可利用机器人辅助，精确将电极置入病变部位，一方面能记录到下丘脑错构瘤内神经元放电情况，以证实错构瘤是引起癫痫的原因；另一方面也可对病灶进行毁损，据报道治愈率在70%左右，可避免开颅手术带来的一系列术后并发症。

（3）伽马刀治疗：国外有报道利用伽马刀治疗下丘脑错构瘤的病例，但例数较少。有待更多研究证实其有效性。

（4）迷走神经电刺激术：目前被用于治疗不宜进行手术治疗的药物难治性癫痫，并且取得了一定的疗效，但对于下丘脑错构瘤引起的癫痫治疗，目前仍在起步阶段，有待更多研究证实其有效性。

（林庆堂）

十四、颅脑肿瘤的基因治疗

（一）基因治疗的概念性问题

1. 什么是基因治疗

通俗来说，基因治疗是将具有治疗价值的基因，也就是所谓的"治疗基因"利用一定的载体导入人体细胞进行表达，例如干扰致病基因，启动一个新功能，或者恢复某个已经失去的功能，最终达到疾病治疗的效果。

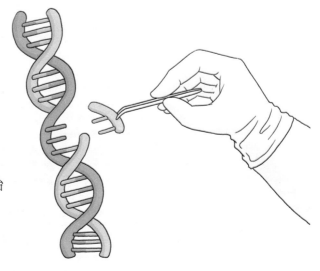

2. 基因治疗是否违反伦理

基因治疗的靶细胞包括两种：

生殖细胞和体细胞。针对生殖细胞的基因治疗可能会创造出自然界不存在、但会遗传下去的基因，存在较大的伦理问题，不适宜使用。因而目前实行的基因治疗主要针对体细胞，也就是针对疾病所在器官的细胞进行基因改造，避免出现非自然基因的遗传扩散这样的伦理问题。

3. 基因治疗的方法有什么

目前基因治疗有两种方法：一种是体外疗法；另一种是体内疗法。体外疗法是指在体外将外源性基因载体导入细胞内，然后将细胞扩增，最后将扩增后的细胞回输入人体。体内疗法是将外源性基因直接装配在特定载体中然后导入人体。

4. 体外和体内治疗两种方法的优缺点

体外治疗操作更简单，相对安全，但应用范围受限。理论上，体内治疗更加精准，但是对技术的要求非常高，操作难度也很高，安全性有待商榷。

5. 基因治疗的原理是什么

基因治疗的原理：①分离制备目的基因的 DNA 片段；②把目的基因和载体在体外链接形成重组 DNA；③将重组 DNA 导入宿主细胞；④重组 DNA 在体内扩增、表达，发挥治疗效果。

6. 什么是载体，为什么需要载体

DNA 只有进入细胞表达，才能发挥其生物功能，如果不能够进入细胞，例如口服核酸产品，核酸最终只会被分解为嘌呤等产物，没有任何价值。这正是基因治疗的难点所在，而载体就像一个交通工具，将基因从细胞外运输到细胞内，进而使其发挥功能。载体之于基因和细胞，就如同输液管之于药水和血管一样。载体在人类裸眼甚至绝大多数显微镜观测不到的微观世界中将治疗基因精准地导入目的细胞中，这样操作是非常艰难的。正因为如此，虽然很多疾病在基因机制方面的研究已经比较透彻，但在现实中的治疗方法并没有多少改善。因此载体这个交通工具对于基因治疗非常非常重要，也是基因治疗研究的重中之重。

7. 合格的载体有什么条件

载体选择是一个极其重要的环节，理想的基因治疗载体应该有如下的条件：①可以携带 DNA 等遗传物质，容易进入靶细胞；②安全有效，可以特异性地转染某一种靶细胞，避免误伤其他细胞；③弱免疫原性，不会引起宿主的免疫反应，避免被灭活；④容易大量生产。

8. 针对基因的治疗是如何发挥作用的

基因治疗需要改变宿主体细胞的基因表达状态，以期达到治疗效果，具体的方案有 5 种：

（1）基因置换：将正常基因导入基因缺陷的靶细胞内，经过同源重组后实行基因的原位修复，通俗的理解就是将病变基因替换成正常基因，这是一种理想的基因治疗状态。

（2）基因增补：从体外导入正常的基因表达，来弥补体细胞内存在缺陷的基因表达产物，不需要将缺陷基因修复，这种方法比较常用。

（3）基因修饰：手段类似于基因增补，导入外源性基因后，使细胞内的下游基因的功能出现改变，进而让细胞呈现出新的生物学特征，例如免疫功能增强，药物敏感程度变化等。

（4）通过导入自杀基因，诱发细胞的自杀效应。

（5）基因抑制或封闭：根据碱基互补原理，合成特定互补的 DNA 片段或 RNA 片段以达到抑制或者封闭基因表达的目的。

9. 肿瘤是否可以基因治疗

随着大量癌基因、抑癌基因的相继发现，以及一些分子生物学手段的发展和完善，针对肿瘤的基因治疗发挥了巨大作用，另外不像遗传病那样需要终身基因持续应用，针对肿瘤的基因治疗只需阶段性的疗程，在一定时间内杀死肿瘤细胞即可。

10. 基因治疗的载体都有哪些

载体主要分为病毒性载体和非病毒性载体，病毒性的载体包括反转录病毒载体、腺病毒载体、腺相关病毒载体、单纯疱疹病毒载体、慢病毒载体，以及杂交病毒载体等正在开发的其他病毒载体等，要求选择的病毒对机体不致病，且能够携带并介导外源性基因进入靶细胞表达。非病毒性的基因转移系统转移效率较低，外源性基因表达概率也更低，但由于其毒性和免疫反应低，是目前基因治疗研究的热点。载体包括脂质体、阳离子多肽复合物、分子偶联载体、靶向抗体、纳米颗粒、细菌载体、干细胞载体、蛋白质转导、壳聚糖载体等。

（二）颅脑肿瘤的基因治疗

1. **哪种颅脑肿瘤适合基因治疗**

主要适用于手术＋放化疗效果较差的肿瘤，例如胶质瘤中恶性程度最高的胶质母细胞瘤。原因主要有：

（1）尽管目前针对胶质母细胞瘤的手术、放疗及化疗有一定程度的发展，总体治疗效果仍然较差，中位生存期仍然不到 15 个月。

（2）脑组织特殊的血 - 脑脊液屏障结构使得很多治疗药物无法有效传递至脑组织内，基因分子量极小，可以进入脑内。

2. **胶质母细胞瘤的基因治疗是否是目前的主流治疗**

不是，目前胶质母细胞瘤的主流治疗方式是最大限度的手术切除，术后辅助以放疗、替莫唑胺化疗等，还有电场治疗、激光热间质治疗等手段。

3. **胶质瘤基因治疗的现状是什么**

胶质瘤的基因治疗目前有一定的进展，许多治疗方案在动物实验中已经获得了令人满意的效果。也有一些基因治疗进入了临床试验，I 期临床试验已经证明了安全性，但 II 期、III 期临床试验目前还没有达到理想的效果，距离真正的临床应用还有一定的距离。

4. **临床试验分期分别指什么**

I 期临床试验主要研究药物安全性，以及在人体的代谢途径；II 期临床试验主要是初步评价治疗作用和安全性；III 期则是扩大样本量进一步评估安全性和治疗作用。只有完成了三期临床试验，药物才可以上市。也就是说，目前基因治疗仅仅被证明是安全的，但还没有确认效果，需要进一步的研究。

5. **基因治疗花费如何**

由于基因治疗基本没有上市，所以目前不用花费，但只有纳入临床试验才可以接受基因治疗。

6. 胶质瘤是否适合基因治疗

比较适合，原因如下：①标准治疗效果不佳；②胶质瘤位于颅内或椎管内，很少发生转移，比较容易定位；③颅内的细胞大部分处于非分裂期，而处于分裂期的肿瘤细胞往往可以成为靶目标；④神经系统影像学发展迅速，可以通过微创或手术手段将基因载体精准注射至肿瘤内。

7. 如何看待胶质瘤基因治疗

目前基因治疗的评价主要是通过对样本总体的统计获得，个体是否能够获益会存在个体差异，如果能确认安全性，不妨尝试接受基因治疗。

8. 胶质瘤基因治疗适合哪些人群

目前胶质瘤的患者还应该首选标准化的"手术＋放化疗"治疗，但如果有基因治疗的选择，在确定安全性后，也可以参加，不建议单独进行基因治疗。

9. 胶质瘤基因治疗有哪些手段

目前胶质瘤基因治疗方法有病毒基因治疗、胶质瘤干细胞基因治疗，以及纳米技术胶质瘤基因治疗。

10. 简述胶质瘤的病毒基因治疗

病毒基因治疗主要是使用病毒作为载体将基因导入脑组织，目前的方法有：

（1）将自杀基因导入胶质瘤促使肿瘤细胞进入"自杀"的死亡状态。

（2）导入抑癌基因治疗胶质瘤。肿瘤细胞往往伴随着抑癌基因的功能缺失，将抑癌基因导入后可以恢复细胞的抑癌作用，达到治疗效果。

（3）导入免疫调节基因治疗胶质瘤。肿瘤的产生来自免疫逃逸，即肿瘤细胞躲避了免疫系统的"追杀"。利用免疫调节基因构建强大的免疫细胞置入胶质瘤细胞中，可以特异性地杀伤肿瘤细胞。

（4）导入抑制血管生成基因治疗胶质瘤。胶质瘤，特别是胶质母细胞瘤是所有肿瘤中血管化程度最高的肿瘤，血管中的血液循环为胶质瘤提供了充分的营养，因此抑制肿瘤的血管生成以控制胶质瘤生长，也是目前的治疗热点。

11. 病毒基因治疗有什么优缺点

（1）病毒基因治疗的优点：①病毒是基因转移水平上目前最有效的载体系统；②病毒本身有很好的可塑性，通过基因工程化修饰可以提高载体的特异性和感染效率；③可以诱导细胞免疫反应，通过细胞溶解效应直接杀伤被感染的胶质瘤细胞。

（2）病毒基因治疗的缺点：①难以在肿瘤中扩散和持续存在；②靶向性仍需要进一步的改进。

总体来说，病毒基因治疗的优势目前较为明显，暂时还是胶质瘤基因治疗的主要选择。

12. 使用病毒基因治疗是否会诱发生化危机

目前使用的病毒载体均受过安全性检测，在使用至人体之前也会层层把关，总体是安全的。不排除低概率的突变出现副作用，但要达到生化危机中的那种情况是不太可能的。

13. 简述胶质瘤的干细胞基因治疗

干细胞具有趋向肿瘤的能力，尽管机制并没有完全被阐明。将一些治疗性的基因导入干细胞然后趋化至肿瘤细胞可以获得治疗作用，目前动物实验效果良好，使用神经干细胞作为生物分子载体治疗复发胶质瘤已经进入了I期临床试验。目前可以使用的干细胞有神经干细胞、间充质干细胞、胚胎干细胞等。

14. 干细胞基因治疗有哪些优缺点

（1）干细胞基因治疗的优点：①干细胞对于胶质瘤细胞有明确的趋向性，即便通过外周血注射干细胞，它们也可以穿过血 - 脑脊液屏障；②干细胞迁移能力较强，他们可以渗透到胶质瘤实质中，甚至可以到达血供较差区域甚至肿瘤边界。

（2）干细胞基因治疗的缺点：①基因转染至干细胞中会迅速表达，所以可能会出现在干细胞到达肿瘤之前，一些治疗基因例如自杀基因可能已经诱导干细胞死亡；②目前荷载干细胞到达肿瘤的效率尚低，例如静脉注射后，只有2%左右的干细胞能够到达肿瘤。

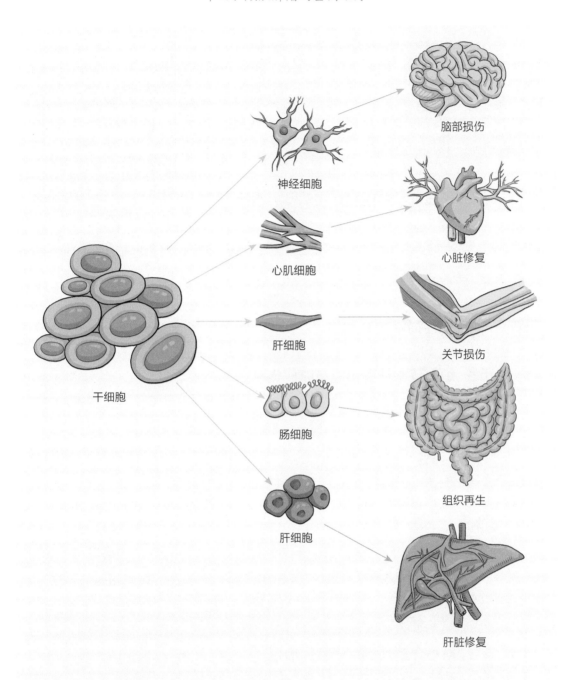

脑部损伤

神经细胞

心脏修复

心肌细胞

关节损伤

肝细胞

干细胞

组织再生

肠细胞

肝脏修复

肝细胞

15. 干细胞基因治疗的前景如何

自体神经干细胞较难以获取，而自体的间充质干细胞获取相对方便，但目前动物实验的表现其治疗效果较神经干细胞略差，而胚胎干细胞由于涉及的伦理问题较多，因此较少应用。随着分子生物学和载体技术进一步发展，干细胞携带基因治疗仍然有较大的前景。

16. 干细胞会不会转化成肿瘤细胞

干细胞有多向分化的可能，理论上是有这种可能的，目前干细胞治疗的实验已经开展十余年，暂时尚未发现干细胞在动物模型治疗胶质瘤中会向肿瘤方向转变。不过在以后真正实施治疗时，仍应注意安全性，应保证采取措施在干细胞到达肿瘤发挥作用后能够被及时清除。

17. 简述胶质瘤纳米技术的基因治疗

由于血 - 脑脊液屏障、脑脊液 - 脑屏障等显微解剖的存在，分子量较大的药物无法顺利到达脑内，到达胶质瘤组织发挥功能。一般需要通过血 - 脑脊液屏障的分子直径大小要求在 100nm 以下。纳米技术是指使用纳米级别尺寸的材料，携带目的基因植入肿瘤细胞中。目前涉及的纳米材料有脂质体、阳离子聚合物、纳米粒子等。

18. 纳米技术基因治疗有哪些优缺点

（1）纳米技术基因治疗的优点：①纳米材料完全由人工制备，具有尺寸小、结构优化、可以精确修饰、毒性低等特点；②理论上纳米材料作为载体时可以携带任意大小的 DNA，也可以和任何质粒及寡核苷酸结合；③纳米材料主要是一些聚合物，容易降解，一般不会引起针对载体的免疫反应；④可以通过荧光或者磁共振对载体核心进行追踪，同样的追踪要求，在使用病毒或者干细胞时需要进行较多的工作。

（2）纳米技术基因治疗的缺点：①纳米材料不会主动迁移，和病毒与干细胞相比，没有神经或者细胞的趋向性；②在肿瘤中的分布差于干细胞和病毒等载体，疗效的持续性难以维持。

19. 简单介绍几种纳米基因治疗

纳米基因治疗有如下几种：

（1）脂质体是具有双层磷脂质膜的封闭式粒子，人工可以设计双层包装 DNA 的脂质体复合物，转染入细胞中。脂质体基因的转染效率较低，靶向性有限，而且转染基因难以嵌入靶细胞的基因组之中，只能够瞬时表达，不过其安全性较好，使用简便，目前只有脂质体进入了 I 期临床试验。

（2）阳离子聚合物，DNA 带负电荷，使用正电荷的阳离子复合物可以自发结合 DNA 形成复合体用于细胞转染。

（3）纳米粒子，通常为 20~50nm 的颗粒，可以自发穿过血管，可以被细胞吞入。它的构成为一个聚合物内芯和一个有功能的外表面。内芯一般可以与荧光染料或者铁结合，可以被磁共振或者其他影像系统追踪。而外表面可以利用各种修饰来增强一些功能，如基因结合、粒子扩散作用、穿胞作用等。

20. 纳米技术基因治疗前景如何

纳米材料完全人工，有着很强的可塑性，可以根据需要随意修饰以达到需要的功能，而且无毒性，相比病毒和干细胞，更能让人相信其安全性。然而想使纳米材料具有病毒或者干细胞那样的神经肿瘤趋化能力，需要走很长的路，实际上几乎还是从零开始，这是限制其临床应用的很大瓶颈。随着未来科技进步，材料属性的更深入研究，还是有着很广阔的前景。

21. 基因治疗会慢慢正式登上胶质瘤治疗的舞台吗

基因治疗的理念自出现开始至今不过 10 年，但已经获得了长足的发展，I 期临床试验已经证明其安全性。而随着医学科学家们对胶质瘤分子机制的研究进一步深入，以及载体技术的进步，基因治疗很有希望走上台面，做到对每个人的个体化治疗。

（张弩）

图书在版编目（CIP）数据

颅脑肿瘤 / 江涛主编 . —北京：人民卫生出版社，
2022.10
（肿瘤科普百科丛书）
ISBN 978-7-117-33274-3

Ⅰ. ①颅… Ⅱ. ①江… Ⅲ. ①颅内肿瘤－普及读物
Ⅳ. ①R739.41-49

中国版本图书馆 CIP 数据核字（2022）第 107258 号

人卫智网　www.ipmph.com　医学教育、学术、考试、健康，
　　　　　　　　　　　　　购书智慧智能综合服务平台
人卫官网　www.pmph.com　人卫官方资讯发布平台

肿瘤科普百科丛书——颅脑肿瘤
Zhongliu Kepu Baike Congshu——Lunao Zhongliu

主　　编　江　涛
出版发行　人民卫生出版社（中继线 010-59780011）
地　　址　北京市朝阳区潘家园南里 19 号
邮　　编　100021
E - mail　pmph @ pmph.com
购书热线　010-59787592　010-59787584　010-65264830
印　　刷　三河市潮河印业有限公司
经　　销　新华书店
开　　本　787×1092　1/16　印张：14
字　　数　243 千字
版　　次　2022 年 10 月第 1 版
印　　次　2022 年 11 月第 1 次印刷
标准书号　ISBN 978-7-117-33274-3
定　　价　59.00 元

打击盗版举报电话：010-59787491　E-mail：WQ @ pmph.com
质量问题联系电话：010-59787234　E-mail：zhiliang @ pmph.com
数字融合服务电话：4001118166　　E-mail：zengzhi @ pmph.com